CHIRURGIE
DU
GROS INTESTIN

Nouvelles méthodes d'anastomose, d'exclusion,
et de résection de l'intestin :
Implantation double et drainage par l'intestin.

PAR

A. MONPROFIT

Professeur de Clinique chirurgicale à l'École de Médecine,
Chirurgien de l'Hôtel-Dieu d'Angers,
Membre correspondant de la Société de Chirurgie,
Lauréat de l'Institut (Académie des Sciences : Prix Mège, 1903).

AVEC 67 FIGURES DANS LE TEXTE

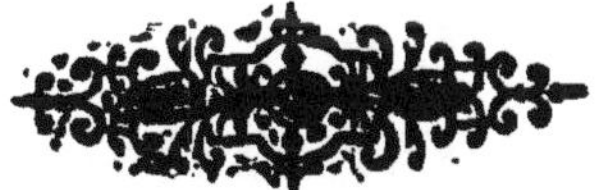

PARIS
INSTITUT INTERNATIONAL DE BIBLIOGRAPHIE SCIENTIFIQUE
83, BOULEVARD SAINT-GERMAIN, VIᵉ

1904

CHIRURGIE

DU

GROS INTESTIN

CHIRURGIE

DU

GROS INTESTIN

Nouvelles méthodes d'anastomose, d'exclusion,

et de résection de l'intestin :

Implantation double et drainage par l'intestin.

PAR

A. MONPROFIT

Professeur de Clinique chirurgicale à l'École de Médecine,
Chirurgien de l'Hôtel-Dieu d'Angers,
Membre correspondant de la *Société de Chirurgie*,
Lauréat de l'Institut (*Académie des Sciences* : Prix Mège, 1903).

AVEC 67 FIGURES DANS LE TEXTE

PARIS

INSTITUT INTERNATIONAL DE BIBLIOGRAPHIE SCIENTIFIQUE
96, BOULEVARD SAINT-GERMAIN, VIe

1904

A MON MAÎTRE

LE PROFESSEUR LANNELONGUE

MEMBRE DE L'INSTITUT.

Hommage respectueux.

CHIRURGIE DU GROS INTESTIN

NOUVELLES MÉTHODES D'ANASTOMOSE, D'EXCLUSION, ET DE RÉSECTION DE L'INTESTIN.

PREMIÈRE PARTIE

Anastomose et exclusion intestinale.

INTRODUCTION.

Nous n'avons à définir ici ni l'*anastomose de l'intestin*, ou *entéro-anastomose*, ni l'*exclusion de l'intestin* en général. Nous nous bornons à renvoyer aux travaux antérieurs, déjà nombreux, publiés sur ces intéressantes opérations.

Toutefois, il nous faut dire de suite, qu'avec tous les auteurs, nous ne parlons pas d'*exclusion d'ordre anatomique*, mais bien d'*exclusion d'ordre physiologique*. En effet, toute exclusion anatomique de l'intestin n'est, en réalité, qu'une *résection intestinale*, qu'une ablation d'une portion de l'intestin.

De plus, nous ne sommes pas de l'avis de P. Lance (1) et d'Hartmann (2), qui veulent séparer tout à fait l'*entéro-anastomose* de l'*exclusion*.

En effet, il y a tous les intermédiaires possibles, et au point de vue des méthodes générales, et au point de vue des procédés opératoires, entre ces deux opérations ; par suite, la transition entre les techniques est donc presque insensible.

En effet, entre l'entéro-anastomose type et l'exclusion vraie, dite

(1) P. Lance. — *Étude clinique sur l'exclusion de l'intestin.* Paris, thèse, 1903, in-8°.
(2) H. Hartmann. — *L'exclusion de l'intestin. Congrès franç. de Chir.*, Paris, 1903 (Rapport).

complète, il y a l'exclusion *partielle*, qui n'est en somme qu'une entéro-anastomose, avec un rétrécissement plus ou moins net de l'anse sous-jacente [Procédé de von Hacker (1889), etc.].

De plus, certaines entéro-anastomoses *vraies*, surtout celles faites entre l'intestin grêle et le gros intestin, sont de véritables exclusions partielles. En effet, quand on obtient, comme nous le dirons, l'exclusion du côlon ascendant, par section de l'intestin grêle, avec double implantation et drainage dans l'intestin sur le côlon descendant, pour tumeur du cæcum par exemple, on pratique vraiment une *exclusion partielle*, puisqu'au niveau de la valvule de Baubin, il y a une sorte de rétrécissement *naturel* du calibre intestinal !

On doit, par conséquent, ranger, dans le même groupe d'*opérations plastiques sur l'intestin*, tout ce qui a trait à ces deux ordres d'interventions : ce qui ne veut pas dire, au demeurant, qu'il ne faille pas les décrire à part, et successivement, ce que nous allons faire d'ailleurs dans ce mémoire.

§ I. — Entéro-anastomose.

Nous signalerons ici deux sortes d'entéro-anastomose, comme dans un livre récent, nous avons distingué deux procédés typiques, très distincts, de *gastro-entérostomie* (1), opération qui n'est qu'une simple variante de cette anastomose du tube digestif, exécutée au niveau de l'estomac.

1° L'*entéro-anastomose par abouchement latéral*, sans section intestinale, ou *Opération de Maisonneuve*, dont on doit rapprocher la gastro-entérostomie de Wölfler et de von Hacker.

2° L'*entéro-anastomose par implantation*, après *résection ou section* de l'intestin, qui peut être soit *simple*, soit *double*.

a) L'*implantation simple* réside dans la fermeture du bout d'amont et dans la fixation du bout d'aval à l'intestin.

b) L'*implantation double* consiste dans la fixation des deux bouts sectionnés dans l'intestin à une distance, variable du reste, l'un de l'autre. C'est l'*Opération d'Haken*.

---

(1) A. Monprofit. — *Le Gastro-entérostomie.* Paris, Inst. de Bibl., 1903, in-8°, 376 p.; 300 *Fig.*

I. — Entéro-anastomose par abouchement latéral.
[Type Maisonneuve].

L'entéro-anastomose du type Maisonneuve est bien connue depuis les publications magistrales de F. Terrier et Marcel Baudouin sur la *Suture intestinale* (1), et du Pr Jeannel, sur la *Chirurgie de l'Intestin* (2), sans compter de nombreux mémoires originaux.

Il n'y a pas à y insister, d'autant que nous n'avons rien à en dire de spécial. On doit cependant distinguer : 1° celle qui est exécutée sur *l'intestin grêle exclusivement* ; 2° celle qui réunit *l'intestin grêle* avec le *gros intestin* ; 3° et celle qu'on pratique entre *les différents points du gros intestin.*

A. — Observations d'Iléo-iléostomie.

J'ai pratiqué plusieurs fois l'iléo-iléostomie, ou Entéro-anastomose typique de Maisonneuve (*Fig. 1*) ; mais je crois sans intérêt de publier

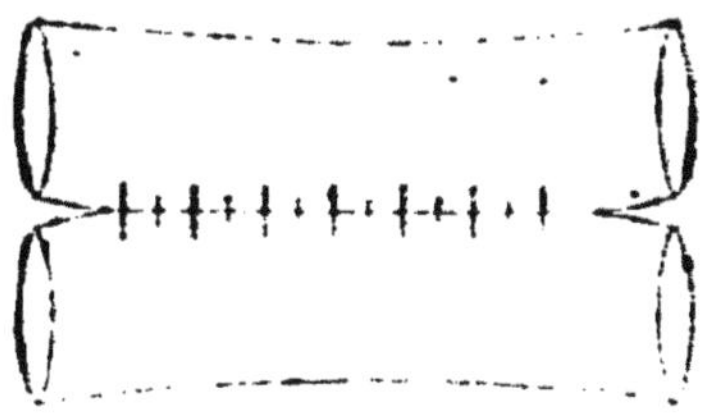

Fig. 1. — Entéro-anastomose par abouchement latéral [Opération typique de Maisonneuve] Iléo-iléostomie.

ici les observations de cette nature qui ressortissent de ma pratique. Elles n'apprendraient rien de nouveau à mes collègues et allongeraient sans intérêt cet article.

B. — Observations d'Iléo-colostomie.

J'ai pratiqué l'anastomose de l'intestin grêle avec le gros intestin ; et mes opérations sont au nombre de deux.

1° La première est une *Jéjuno-colostomie ascendante* (3), consécutive à une iléo-iléostomie insuffisante.

2° La seconde est une *iléo-sigmoïdostomie*, compliquée d'anus artificiel.

(1) F. Terrier et M. Baudouin. — *La Suture intestinale.* Paris, J. B. B., 1894.
(2) Jeannel (M.). — *Chirurgie de l'Intestin.* Paris, J. B. B., 2° édition, 1901.
(3) Voir, plus loin, l'explication de cette terminologie.

Il me paraît utile de reproduire ici la première (1), et de donner un résumé de la seconde de ces observations.

OBSERVATION I [8 juin 1901].

Occlusion intestinale. — Fistule stercorale. — Guérison. — Tentative de fermeture de la fistule. — Insuccès. — Réouverture de la fistule. — Iléo iléostomie. — Impossibilité de fermer la fistule. — Jéjuno-colostomie ascendante, et oblitération de la fistule. — Guérison.

Le nommé Pierre, âgé de quarante-six ans, cultivateur, d'une bonne santé habituelle, est pris brusquement, le 7 juillet 1900, d'accidents d'occlusion intestinale. Il est admis à l'Hôtel-Dieu d'Angers et placé dans mon service.

Il présentait à ce moment des vomissements continuels, un ballonnement prononcé de l'abdomen, et une absence complète d'émission de selles et de gaz par l'anus.

1re OPÉRATION. — Intervention le 17 juillet. Laparotomie médiane sous-ombilicale ; à l'ouverture de l'abdomen, écoulement d'un peu de liquide ascitique. Les anses intestinales sont rouges, distendues, adhérentes entre elles et à la paroi, avec péritonite incontestable. Après quelques recherches prudentes, ne trouvant aucune bride, aucun obstacle manifeste, et craignant pendant ces manœuvres de rompre l'intestin, je me décidai à pratiquer une *fistule stercorale* d'un centimètre à peine de diamètre, à moitié distance de l'ombilic et du pubis.

Suites. — Un écoulement très abondant de matières liquides s'établit aussitôt par la fistule, les vomissements disparurent, ainsi que le ballonnement et en quelques jours se produisit une amélioration considérable de l'état local et de la santé générale.

Au bout de huit jours, le malade commença à émettre quelques gaz par l'anus et une très petite quantité de matières liquides.

L'état général étant redevenu excellent, la fistule fonctionnant bien, le malade demanda sa sortie et rentra chez lui le 21 août.

Il revint à l'Hôtel-Dieu le 20 novembre, demandant l'occlusion de sa fistule qui ne présente que 5 à 6 millimètres. Les selles sont redevenues assez fréquentes par l'anus.

2e OPÉRATION. — Intervention. Avivement et suture de la fistule. Dès le lendemain, les accidents d'occlusion réapparaissent ; il est évident que le cours des matières ne peut encore se faire complètement vers l'anus. La fistule recommence à donner beaucoup de liquide intestinal et les vomissements disparaissent aussitôt.

(1) Monprofit (A.). — *De l'anus artificiel et de l'anastomose intestinale dans le traitement de certaines occlusions.* — *Congr. franç. de Chir.*, 1902 — *Anjou médical*, 1903, X, n° 2, p. 30-43.

Il faut donc songer à une autre intervention qui puisse rétablir le cours normal des matières, et je décide d'établir une anastomose entre l'anse située au-dessus de la fistule et la partie terminale de l'iléon.

3e OPÉRATION. — Intervention le 9 février. Laparotomie latérale ; incision sur le bord externe du muscle droit du côté droit. A l'ouverture du ventre, on trouve le même gâteau d'anses intestinales agglomérées comme on l'avait trouvé à la première intervention ; ces anses réunies par des fausses membranes sont aujourd'hui décongestionnées et comme atrophiées. Je cherche l'anse fixée lors de la première intervention et, l'attirant de façon à trouver un point placé en amont de la fistule, je l'anastomose latéralement avec la portion terminale de l'iléon près du cæcum.

Suites. — Après cette intervention dont les suites opératoires furent très simples, les selles devinrent plus abondantes par l'anus ; mais il fut cependant encore impossible d'occlure la fistule, la fermeture hermétique amenant toujours des accidents.

Il fallait donc en venir à faire une anastomose sur un point plus élevé du tube intestinal, pour s'éloigner davantage du siège de la fistule.

4e OPÉRATION. — Intervention, 8 juin 1901. Chloroforme. Je fis une incision commençant au-dessus de l'ombilic, contournant la fistule à droite et à gauche et descendant jusqu'au pubis. L'abdomen est ouvert et la fistule complètement détachée par l'incision ovalaire qui la circonscrit. On la ferme avec des pinces et on l'enveloppe de compresses aseptiques, en dehors du ventre. On examine alors les anses intestinales, qui sont blanchâtres, affaissées, et *agglutinées par des adhérences en un énorme paquet, gros comme une tête d'adulte*, qui doit bien comprendre au moins les *deux tiers de l'intestin grêle.*

On recherche le jéjunum qui est libre et parfaitement sain, et on le saisit au moment où il pénètre dans la masse des anses adhérentes ; la longueur de l'intestin libre en amont de cette adhérence est d'environ 1 m. 50.

J'attire cette anse au contact de la partie moyenne du côlon ascendant et je pratique ainsi une *jéjuno-colostomie* (suture comme à l'habitude avec le fil fin et l'aiguille droite ; quatre surjets : deux séro-musculaires et deux muqueux).

L'anastomose terminée, je m'occupe d'oblitérer la fistule. Je la sectionne complètement d'un coup de ciseaux, faisant ainsi une plaie circulaire grande comme une pièce de 50 centimes. Elle est fermée par un surjet muqueux, puis par un surjet séreux. Fermeture complète de l'abdomen par une suture en masse au moyen de gros fils.

Suites. — Le malade supporta bien l'intervention et dès le quatrième jour, une selle abondante se produisit par l'anus, puis l'évacuation des matières se régularisa peu à peu et la santé se rétablit d'une façon parfaite. Les selles qui furent d'abord molles, redevinrent bientôt normales et l'alimentation put se faire comme à l'habitude.

Le malade sortit du service complétement guéri, le 27 juin, dix-neuf jours après l'opération.

Je l'ai revu souvent depuis : il a repris son embonpoint habituel ; il travaille comme avant ses premiers accidents et s'alimente parfaitement ; ses fonctions intestinales sont redevenues absolument normales.

OBSERVATION II [Août 1903].

Néoplasme de l'angle colique droit. — Occlusion intestinale. — Entéro-anastomose : Iléo-sigmoïdostomie. — Anus artificiel.

Madame X..., de Longué (Dr Tardif).
Occlusion grave.

OPÉRATION. — En août 1903, anastomose de l'iléon avec l'angle sigmoïde, et anus artificiel de précaution, en raison de l'occlusion très intense et très grave. — Guérison.

C. — Observations de Colo-colostomie.

On doit appeler *Colo-colostomie* toute anastomose par abouchement latéral entre deux parties du gros intestin, qu'il s'agisse de l'un des trois côlons (ascendant, transverse, descendant), ou de l'anse sigmoïde ou oméga (ancienne S iliaque).

Je puis citer plusieurs opérations de cette nature :

1° Une *Colo-colostomie*, dans laquelle il y a eu anastomose entre le côlon transverse et le côlon ascendant ;

2° Deux *Sigmoïdo-colostomies*. Dans la première, l'anastomose a été faite par abouchement latéral entre le côlon *ascendant* et l'anse sigmoïde ; dans la seconde entre l'S iliaque et le côlon *transverse*.

Ces faits montrent qu'il est absolument nécessaire, pour s'y reconnaître désormais, dans ces opérations si différentes les unes des autres, de donner des noms spéciaux à chacune de ces variantes opératoires.

M. Marcel Baudouin, à l'Institut de Bibliographie de Paris, a résolu la difficulté, qui réside dans le fait que chaque côlon est désigné par un adjectif surajouté, et non par un seul substantif pouvant former un nom composé, de la façon suivante. Il ajoute un adjectif au mot *Colo-colostomie*, en supposant qu'il s'accorde généralement avec la partie du côlon la plus rapprochée de l'anse. Par exemple, il appelle :

1° *Colo-colostomie transverse* [pour transverso-ascendante], l'anastomose du côlon ascendant et du côlon transverse.

2° *Colo-colostomie descendante* [pour transverso-descendante], celle entre le côlon transverse et le côlon descendant ;

3° *Colo-colostomie ascendante* [pour ascendante-descendante], l'anastomose des côlons ascendant et descendant (1).

Ces appellations conventionnelles sont logiques, mais peu connues ; j'emploierai, pour mon compte, la terminologie courante.

OBSERVATION III.

Tumeur de l'angle du côlon ascendant. — Occlusion intestinale. — Colo-colostomie (côlon transverse et côlon ascendant). — Guérison opératoire. — Mort rapide, de cachexie.

M. X..., 67 ans, Les Forges.

Anastomose du côlon ascendant et du côlon transverse pour occlusion déterminée par tumeur fixée et membranes de l'angle colique gauche.

Les accidents d'occlusion sont levés ; mais le malade s'affaiblit peu à peu, présente du melæna, et meurt au bout de quinze jours en pleine cachexie.

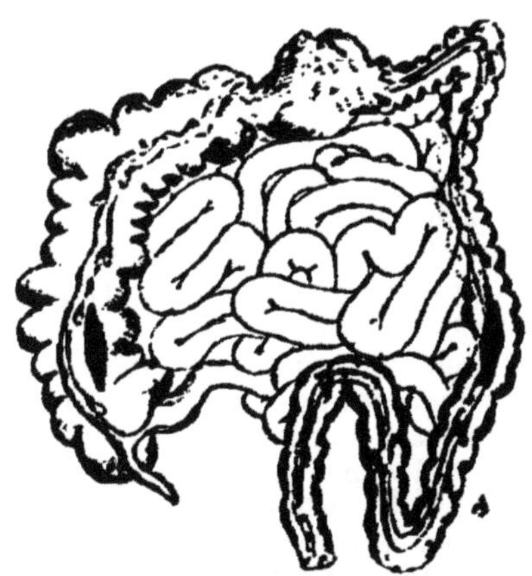

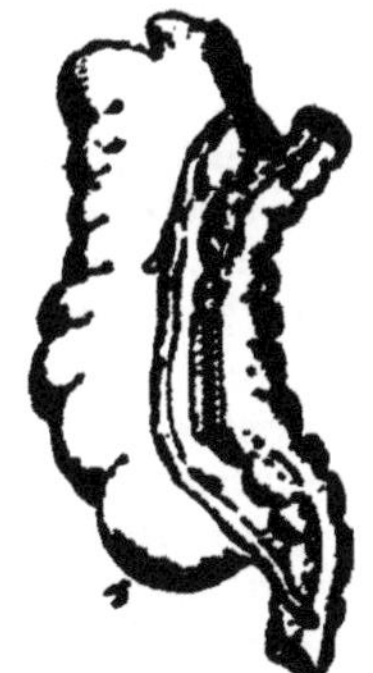

Fig. 1. — Tumeur du côlon descendant récidivée. — Sigmoïdo-colostomie ascendante. — 1er Temps : incisions faites sur le côlon ascendant et sur l'anse sigmoïde.

Fig. 2. — Sigmoïdo-colostomie ascendante terminée (schéma). — Suture des deux incisions, après rapprochement des anses intestinales.

OBSERVATION IV.

Tumeur du côlon descendant. — Occlusion intestinale. — Résection du côlon descendant avec suture circulaire bout à bout. — Guérison. — Récidive sur place. — Nouvelle occlusion intestinale. — Sigmoïdo-colostomie ascendante. — Guérison opératoire.

M. le Dr F..., âgé de 70 ans.

OPÉRATION. — 1re *Intervention*. Résection, en pleine occlusion,

(1) On peut dire : *Cæco-colostomie* ; *Sigmoïdo-colostomie ascendante, transverse, descendante.*

d'une tumeur du côlon descendant et réunion bout à bout par suture circulaire. Guérison.

Au bout de 18 *mois*, récidive sur place et nouvelle crise d'occlusion intestinale.

2e Intervention. Entéro-anastomose entre le côlon ascendant et l'anse sigmoïde (*Fig.* 2 et 3).

Guérison de l'occlusion intestinale. Mort cinq mois après, de cachexie. Fonctionnement parfait de l'anastomose, jusqu'à la mort.

OBSERVATION V [6 mars 1903].

Néoplasme du côlon descendant. — Sigmoïdo-colostomie transverse
(Entéro-anastomose sur le gros intestin). — Guérison.

Mme T... Anne, âgée de 62 ans, ménagère, de Beaufort, entrée salle Ste-Monique, lit n° 17, le 7 mars 1903, sortie le 23 mars 1903.

Antécédents. — Réglée à 15 ans, très régulièrement. 3 enfants. Ménopause à 51 ans. Depuis environ 5 ans, a souvent des indigestions. Depuis 18 mois surtout, elle a souvent des coliques durant quelques minutes.

A la fin de décembre, elle est prise d'une violente crise de coliques avec constipation, qui durent environ un jour.

Dans la nuit du 1er janvier, crise violente qu'on calme par la morphine. Depuis, amélioration ; la malade reprend son travail ; mais depuis huit jours, les douleurs sont revenues extrêmement vives.

État actuel. — Actuellement, douleurs continues avec crises revenant surtout le soir. Les douleurs commencent dans la fosse iliaque gauche et s'irradient dans tout l'abdomen et les reins. Elles ne sont pas calmées par le repos et s'exagèrent par les mouvements, la pression. Constipation opiniâtre. La malade ne va à la selle que par lavements. Ses matières sont tantôt aplaties, tantôt sous forme de filaments très ténus. Pas de melæna. Miction facile. Pas de perte de sang. Amaigrissement depuis quelques mois. Appétit diminué ; répugnance pour la viande.

A la palpation, masse dans la fosse iliaque gauche, du volume du poing, allongée, résistante, mobile latéralement, submate à la percussion superficielle, sonore à la percussion profonde. Toucher rectal, rien. Ganglions inguinaux gauches.

OPÉRATION. — Intervention le 7 mars 1903. — Chloroforme. Lavage au savon, à l'alcool et au sublimé. Incision sur la ligne médiane du pubis à l'ombilic. Ouverture de la cavité abdominale.

On constate tout d'abord un peu d'ascite et une tumeur très adhérente, assez étendue, du côlon descendant. On attire le côlon transverse dont on isole la paroi supérieure du néoplasme. On a approché l'S iliaque ; on les anastomose. On fait un premier plan séro-musculaire, puis deux plans muco-muqueux, un postérieur et un antérieur. 3e surjet enfouissant tous les autres. Suture au crin. Pansement aseptique.

Suites. — La malade va très bien. Pas de vomissements, pas de douleurs, pas de température. Selles par lavements. La malade commence à manger le 13. Fils enlevés le 16 mars. La paroi va parfaitement. La malade sort en parfait état le 23 mars 1903. Elle ne souffre plus et a fort bonne mine.

II. — Entéro-anastomose par implantation.

[*Type Haken-Senn*].

L'entéro-anastomose par implantation, décrite par Jeannel (1), peut être *simple* ou *double*. — Etudions successivement ces deux types, dans lesquels il y toujours *section* préalable, et où il peut même y avoir *résection* de l'intestin. Mais nous ne nous occuperons ici que des cas où il n'y a pas eu de résection intestinale.

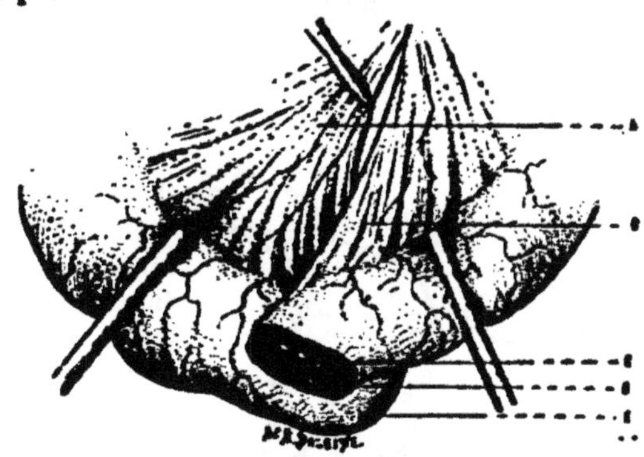

Fig. 4. — Entéro-anastomose par implantation simple [D'après Lejars] : Opération pratiquée sur l'intestin grêle. — *Légende* : A, B, mésentères croisés ; C, D, surjet d'union de l'implantation, fait en arrière ; E, intestin grêle sur lequel on fait l'implantation.

I. — IMPLANTATION SIMPLE [*Type Senn*].

Cette opération est bien connue aujourd'hui ; mais on lui donne, généralement, le nom d'*exclusion unilatérale fermée*.

On la pratique, après *section intestinale*, en insérant l'extrémité du bout supérieur de l'intestin dans une plaie longitudinale de la paroi du bout inférieur, à une distance variable de la section, l'orifice terminal de celui-ci étant *obturé* (*Fig. 4*).

Historique. — C'est Senn qui semble être le véritable inventeur de ce procédé opératoire. En effet, l'*Opération de Senn* (1887), refaite depuis par Jessell (1880 et 1891), consiste dans la section de l'intestin avec fermeture du bout distal (*Fig. 5* et 6). Comme l'a dit

(1) Jeannel. *Loc. cit.*, p. 261.

MONPROFIT. 2

Jeannel, c'est à tort que Kammerer, en 1897, a revendiqué la priorité de l'invention de l'iléo-colostomie par *implantation latérale simple*.

Reeves (1891) a employé ce procédé dans un cas d'*iléo-rectostomie* (Jeannel, *Fig.* 660, 2ᵉ édition), et, dans ce cas, a sectionné l'intestin grêle près de l'iléon. Mais il s'agit d'une opération dont nous ne nous occupons pas ici, car nous avons volontairement laissé de côté les lésions rectales.

Sargnon, dès 1895, a insisté sur l'*implantation simple*, comme procédé d'entéro-anastomose, et a dit qu'il avait été employé dès cette époque par M. le Pʳ Jaboulay (*Lyon médical*, 1895, nᵒ 30, p. 453). « Dans le cas d'implantation, dit-il, on *sectionne* l'extrémité terminale de l'iléon ; on implante le bout central de l'intestin grêle dans le *côlon*, de manière à rétablir la continuité du tube intestinal ; puis on *suture* soigneusement le bout périphérique de l'iléon sectionné. Dans l'implantation donc, le nouvel abouchement ressemble absolument à la disposition normale ; de plus, l'implantation n'expose pas au tiraillement de l'intestin grêle, et à l'arrachement des sutures, qui en est la conséquence... La soudure est beaucoup plus solide dans l'anastomose par transplantation ; aussi M. Jaboulay donne-t-il la préférence à cette dernière méthode. »

M. Sargnon ajoute : « Pour cette entéro-anastomose par transplantation, les boutons

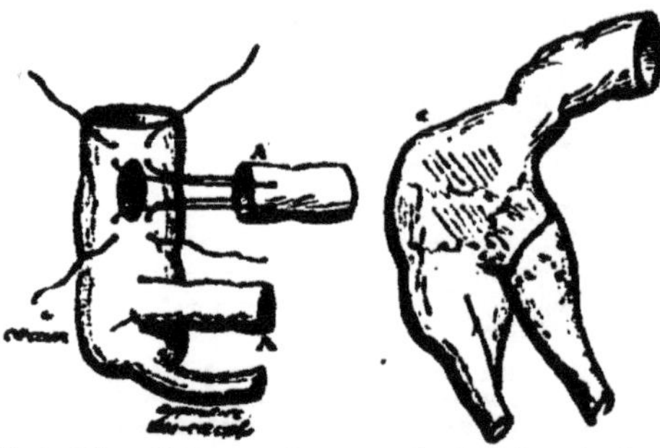

Fig. 5 et 6. — Entéro-anastomose par implantation simple, pratiquée sur le gros intestin (D'après Jessett). — *Légende* : A, les deux bouts de l'iléon, *sectionné* près du cæcum. — A gauche, opération en cours ; à droite, opération terminée (résultat obtenu).

de Murphy ou de Villard sont préférables à l'entérorraphie. L'application du bouton expose moins à la péritonite par perforation et diminue de beaucoup la durée de l'acte opératoire. C'est d'ailleurs la conduite que M. Jaboulay a suivie avec succès dans le cas que nous publions ici ». Tel est l'avis du Pʳ Jaboulay ; on sait que ce n'est pas le mien, car je suis *suturiste* convaincu, en matière de chirurgie du tube digestif.

C'est « l'exclusion unilatérale fermée » d'Hartmann, quand on ne résèque aucune partie de l'intestin (1).

_____

(1) M. P. Delbet (Thèse Saintive, 1903, p. 64), a fait, en 1903, une anastomose par implantation (iléon sur cæcum).

Comme je l'ai montré dans mon livre sur la *Gastro-entérostomie*, la gastro-entérostomie par implantation simple est exactement la même opération, appliquée à l'estomac (*Procédé de Steudel-Moynihan.*

OBSERVATIONS PERSONNELLES. — Je possède quelques observations rentrant dans cette catégorie. Elles sont, en raison de leur rareté, dignes d'être rappelées.

A. — Opérations pour tumeurs malignes.

L'exemple suivant est un type d'exclusion unilatérale fermée, pour tumeur du côlon (1).

OBSERVATION VI (17 mars 1903).

Néoplasme du foie et de l'angle du côlon ascendant. Occlusion intestinale. — Exclusion de la fin de l'iléon, du cœcum et du côlon ascendant, avec entéro-anastomose par implantation au niveau du côlon. — Guérison.

Mme Rosalie L...., 57 ans. Cette femme a eu 6 enfants. — Pas de maladie antérieure, sauf des gastralgies fréquentes.

Antécédents. — Depuis 3 *mois*, la malade a été prise de violentes coliques, avec constipation opiniâtre. — Elle est restée parfois 10 et 12 jours sans aller à la selle, avec vomissements abondants. — Depuis quatre semaines, douleurs plus vives, coliques violentes, constipation absolue.

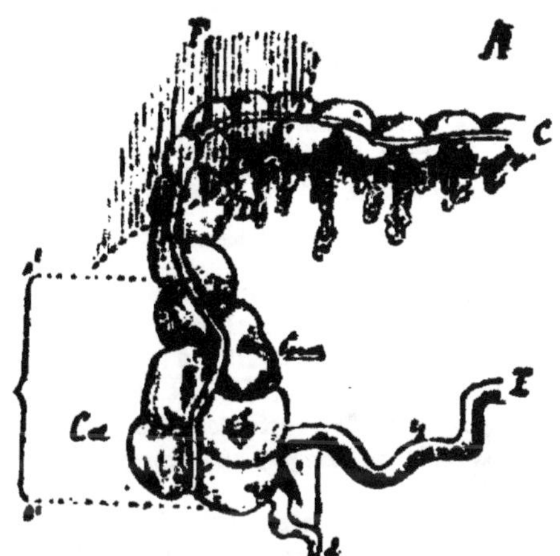

Fig. 7. — Aspect de la tumeur du foie et de l'angle du côlon ascendant. — *Légende* : C, côlon transverse ; F, foie ; D, angle colique droit ; Cœ, cœcum ; A' B', partie intestinale dilatée ; I. Ig., intestin grêle ; a, appendice vermiforme. [Dessin dû à mon interne, M. Guitlet].

Elle est entrée dans le service de la clinique chirurgicale du Pr Monprofit le 6 mars 1903.

(1. L'observation a été déjà publiée dans la thèse de LANCE (*Étude clinique sur l'exclusion de l'intestin.* Paris, 1905, in-8°).

État actuel. — La malade est très amaigrie ; elle souffre beaucoup, surtout dans le *côté droit* du ventre. Elle éprouve des douleurs sourdes, profondes, avec exacerbation surtout le soir ; elle éprouve à ce moment de nouvelles crises de *coliques*, toujours dans le même côté. — Les douleurs sont un peu calmées par le repos et le régime lacté.

La constipation est absolue, la malade n'évacue ni gaz, ni matières ; et elle vomit tout ce qu'elle cherche à ingérer.

Quinze jours avant d'entrer à l'hospice, elle a eu, en même temps, du *melæna*, et une *hématurie* assez abondante. L'amaigrissement a fait beaucoup de progrès depuis quatre semaines. Les vomissements, qui ont été continuels, sont un peu moins fréquents.

Examen de l'abdomen. — La palpation de l'abdomen est très douloureuse, et fait

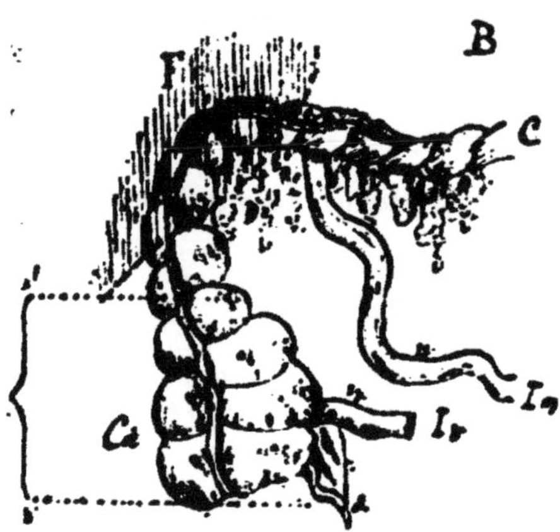

Fig. 8. — Tumeur du foie et de l'angle du côlon ascendant. — Opération terminée. Implantation simple [type Jaccati]. — *Légende* : Même légende que *Fig.* 7. I m, bout intestinal d'amont, fixé dans le côlon ; I a, bout intestinal d'aval fermé.

[Dessin dû à mon interne, M. Guillet].

reconnaître dans le *flanc droit* une *tumeur*, allongée, du volume du poing environ, dure, résistante, légèrement mobile d'avant en arrière, présentant de la submatité à la percussion légère, de la sonorité à la percussion profonde. On fait le *diagnostic* de *néoplasme intestinal, déterminant* de *l'occlusion.* On pense qu'il sera possible d'améliorer l'état de la malade par une opération palliative.

OPÉRATION. — Intervention le 18 mars 1903. Chloroforme. — Lavage du champ opératoire au savon, alcool et au sublimé.

Sous le chloroforme, on constate nettement la présence d'une grosse tumeur, saillante, allongée, allant de l'épine iliaque antéro-supérieure droite jusque sous les fausses côtes droites.

Incision *médiane* de 10 centimètres au dessus et au-dessous de l'ombilic.

A l'exploration, on constate un *cancer du foie,* propagé à *l'angle des côlons ascendant et transverse,* et probablement au *rein* (Fig. 7).

Il n'y a pas à songer à une ablation de tumeur. On se décide à faire *l'exclusion* de la partie d'intestin malade.

Le côlon transverse est *aplati,* le cæcum est énormément *distendu.*

On amène dans la plaie : 1° la partie terminale de l'*iléon* ; 2° la partie moyenne du côlon transverse.

Premier temps. — Section transversale de l'iléon entre deux pinces. Section du mésentère. Hémostase de ce mésentère.

Deuxième temps. — Fermeture du bout *cæcal* de l'iléon, avec deux surjets : l'un muco-muqueux, l'autre séro-séreux.

Troisième temps. — On rapproche le bout iléal supérieur du côlon transverse.

On isole, avec une pince courbe, une zone de cinq centimètres de longueur sur le *bord inférieur* du côlon transverse et on fait, dans cette zone complètement isolée par la pince, l'*implantation* directe du bout supérieur de l'iléon. *a*) Incision longitudinale de 4 centimètres de la *tunique séro-musculaire* du côlon. *b*) 1er surjet séro-musculaire postérieur ; *c*) 2e surjet muco-muqueux postérieur; ouverture de l'intestin. *d*) 3e surjet total antérieur. *e*) 4e surjet séro-musculaire antérieur. L'implantation est ainsi terminée (*Fig*. 8).

Le cæcum et le côlon ascendant ne reçoivent plus de matières fécales, le bout iléal inférieur étant fermé. Toilette de la cavité abdominale.

Suture de la paroi au fil fort. Suture en masse ; pansement.

Les *suites opératoires* furent très simples. Le fonctionnement du tube intestinal se rétablit peu à peu, les vomissements et les coliques disparurent ; et les selles reprirent leur cours normal, au bout du troisième jour. La malade se déclarait tout à fait soulagée, mais elle était d'une grande faiblesse, ce qui n'a rien de surprenant étant donné les lésions constatées.

Le jour suivant apparut de l'*ictère*, qui fit craindre une poussée d'activité plus grande du côté du néoplasme hépatique.

Le premier pansement fut fait le 27 mars ; la plaie était réunie et l'abdomen en bon état. Les vomissements ont complètement disparu et les selles sont normales.

Suites éloignées. — La malade demande à rentrer chez elle le 27 mars, dix jours après l'intervention. Le médecin traitant, M. le Dr Royer, mon chef de clinique, la revoit fréquemment; l'état est le même ; les phénomènes d'occlusion ont complètement disparu. Le cancer hépatique continue son évolution, bien entendu.

B. — Opérations pour anus artificiel.

Parmi les entéro-anastomoses par implantation simple, je crois qu'on peut classer encore certaines opérations pour *anus artificiel* et en particulier, une que j'ai faite jadis (Obs. VII), 13 janvier 1898 (Th. de Malécot, Paris, 1899).

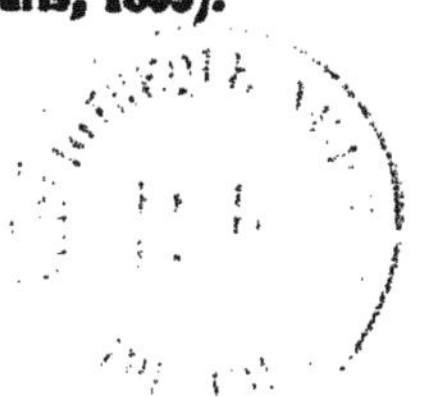

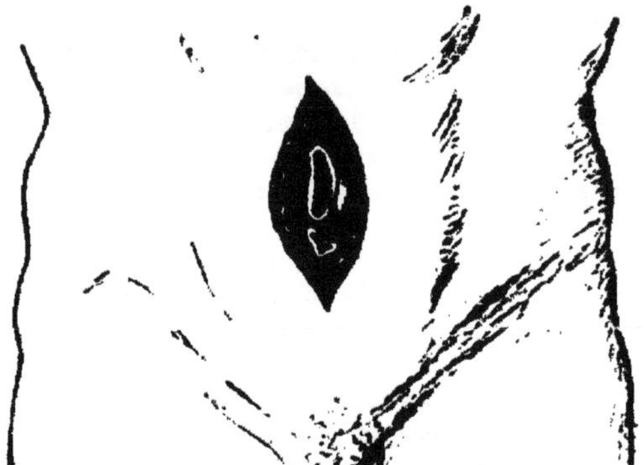

Fig. 9. — Anus contre nature. — Dissection et isolement des deux anses intestinales. —
En haut, anse dilatée ; en bas, anse rétrécie.

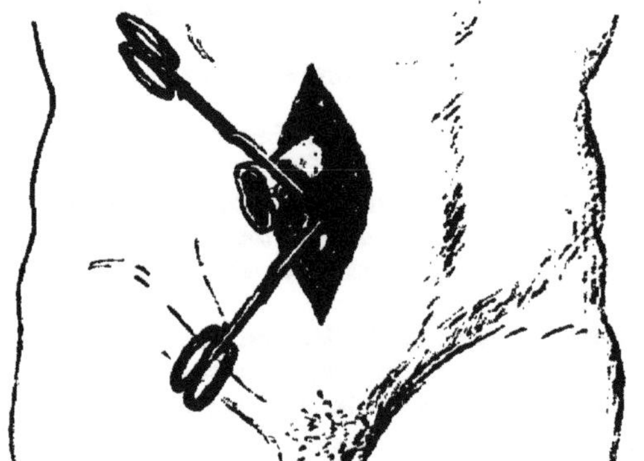

Fig. 10. — Anus contre nature. — Pincement des deux anses avec des pinces

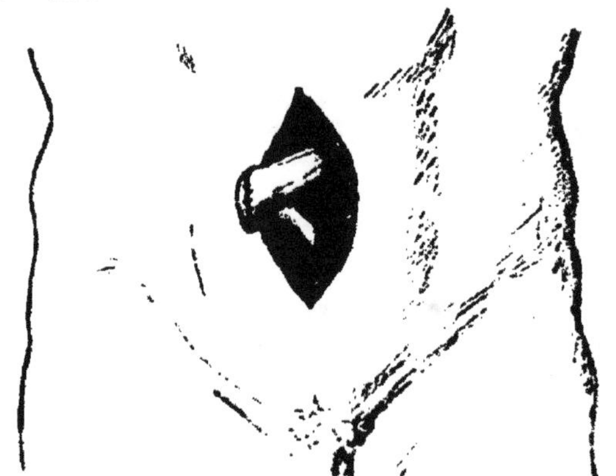

Fig. 11. — Implantation de l'anse rétrécie dans l'anse dilatée, après fermeture de l'extrémité
de l'anse dilatée (Entéro-anastomose par implantation simple sur l'intestin grêle).

Dans ce cas, j'isolai d'abord les deux anses intestinales adhérentes à la peau, anses dont l'une était rétrécie et l'autre dilatée (*Fig.* 9), après avoir eu soin de les obturer, en les pinçant à l'aide de deux pinces à forcipressure (*Fig.* 10). Cela fait, je fermai l'extrémité de l'anse la plus large comme d'habitude; puis j'implantai perpendiculairement sur elle l'anse rétrécie, exactement comme je le fais actuellement dans l'exclusion avec drainage de l'intestin, l'anse grêle dilatée jouant ici le rôle de gros intestin (*Fig.* 11). Le tout par les sutures; la guérison fut parfaite (1).

II. — Implantation double [*Type Haken*].

Dans l'implantation double, au lieu d'obturer l'un des bouts de l'intestin *sectionné*, on l'anastomose avec l'intestin, à une distance plus ou moins grande de la première implantation; et il y a ainsi *deux implantations* éloignées.

La gastro-entérostomie en Y, postérieure ou antérieure, et la gastro-entérostomie par implantation stomacale double, décrites dans mon livre sur la *Gastro-entérostomie*, ne sont que deux variétés de cette opération au niveau de l'estomac.

Historique. — Le premier auteur, qui ait pratiqué cette opération, sur l'animal, paraît être F. A. Haken, vers 1861, au dire d'Hartmann (2).

Cet expérimentateur, sur les indications d'Adelmann, aurait exécuté, en effet, sur des chiens, des chats, et des cochons, l'opération suivante, extrêmement intéressante pour l'époque.

« Section transversale de l'intestin grêle. Implantation du bout central dans le côlon ascendant. Comme il craignait de confondre l'un des bouts avec l'autre, il accolait, sur la longueur d'un pouce, les deux segments intestinaux, les suturait l'un à l'autre par des points non perforants, et les introduisait dans cet état [c'est-à-dire en canon de fusil double] dans le gros intestin. » Haken a appelé ce procédé : *Invagination à double courant.*

Hartmann, qui a rapporté ce fait, n'a vu là qu'une complication inutile de l'anastomose de Maisonneuve. Il nous semble qu'il a été trop sévère, car ces expériences sont tout à fait analogues à l'opération que nous proposons aujourd'hui sous le nom d'*entéro-anastomose* et d'*exclusion, avec drainage dans l'intestin.*

En effet, si l'on suppose qu'Haken, au lieu d'aboucher les deux

---

(1) Cette opération a été publiée dans la thèse de Malécot (1859). — Une opération analogue a été faite par Schwartz (*Presse médicale*, 1859, 17 juin).

(2) Hartmann a écrit HACKER; mais c'est une erreur, sans doute typographique. L'auteur s'appelle F. A. HAKEN (d'après l'*Index Catalogue*).

anses intestinales à côté l'une de l'autre sur le côlon ascendant, ait pratiqué deux abouchements distincts et assez éloignés, il aurait exécuté notre opération.

Certes, il ne poursuivrait pas le même but que nous; mais, en procédant ainsi, il excluait toutefois très nettement de la circulation tout le cæcum et la partie terminale de l'iléon. Évidemment, son procédé ne vaut pas le nôtre; mais il n'en est pas moins intéressant de constater qu'il a appliqué pour la première fois sans le savoir la doctrine du *tout à l'intestin*.

INDICATIONS. — Cette implantation double peut être pratiquée dans des buts différents ; mais, quand on y a recours pour des *tumeurs inextirpables* de l'intestin, on lui donne plus spécialement aujourd'hui, comme nous l'avons dit, le nom d'EXCLUSION DE L'INTESTIN; et c'est sous ce nom que nous désignerons les observations qu'il nous reste à faire connaître, quoiqu'en réalité il s'agisse là d'*entéro-anastomose* plutôt que de vraie exclusion.

Mais, comme nous n'avons pratiqué encore que cette variété d'EX-CLUSION IMPARFAITE, OU ENTÉRO-ANASTOMOSE AVEC DRAINAGE A L'INTESTIN, nous nous bornerons à insister ici sur cette opération, sans nous occuper au même titre des *exclusions vraies*, que nous ne ferons que signaler pour mémoire.

§ II. — De l'exclusion avec drainage à l'intestin.

A. — Il est démontré aujourd'hui que l'*exclusion*, *totale* ou complètement *fermée*, qu'elle soit *linéaire* (Fig. 12), ou en *anneau* (Fig. 13), est une très mauvaise opération, qu'il faut abandonner complètement

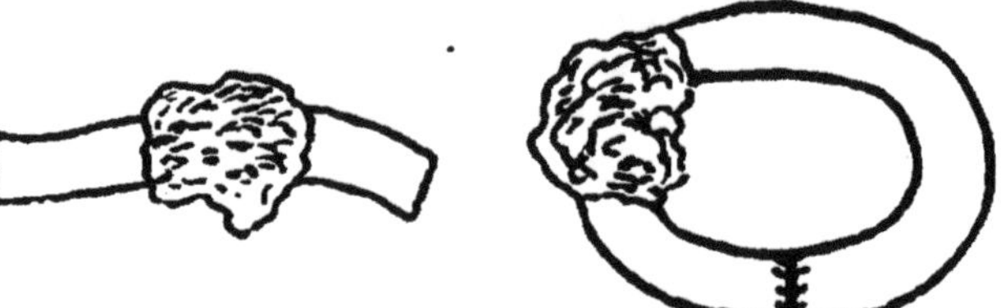

Fig. 12 et 13. — Exclusion totale ou fermée : linéaire et annulaire.

aux physiologistes désirant expérimenter sur une partie de l'intestin, à « l'exclusion » des autres.

B. — Il n'en est pas de même de l'*exclusion ouverte*, c'est-à-dire *drainée*, qui peut donner d'excellents résultats, soit comme opération palliative, lors de lésions malignes, voire même comme intervention curative dans quelques cas d'affections bénignes.

Mais, jusqu'à présent, on n'a guère drainé la partie ayant subi l'exclusion que de deux façons :

a) soit à l'aide d'une *fistule* antérieurement formée, c'est-à-dire *spontanée* (*Fig.* 14) ;

b) soit à l'aide d'une *fistulisation artificielle* (*Fig.* 15 et 16).

En effet, dans toutes les méthodes d'exclusion non formée préconisées jusqu'ici, on n'a jamais songé à fistuliser la partie exclue à un autre domaine qu'à la *peau*. Et on peut donner à l'ensemble de ces procédés le nom d'*exclusion fistuleuse*, que la fistule soit *spontanée* ou *artificielle*.

A notre avis, on doit désormais abandonner complètement cette

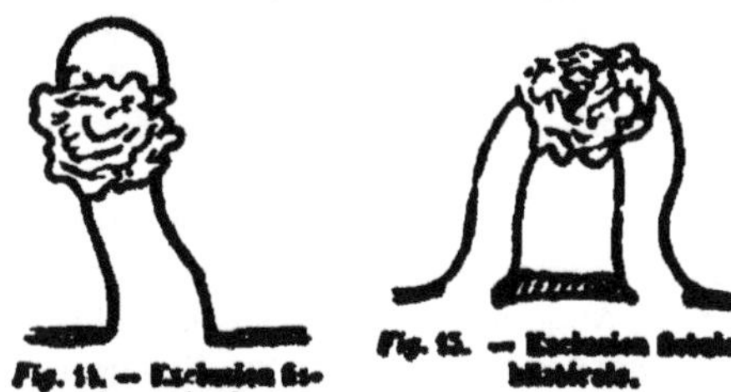

Fig. 14. — Exclusion fistuleuse simple.

Fig. 15. — Exclusion fistuleuse bilatérale.

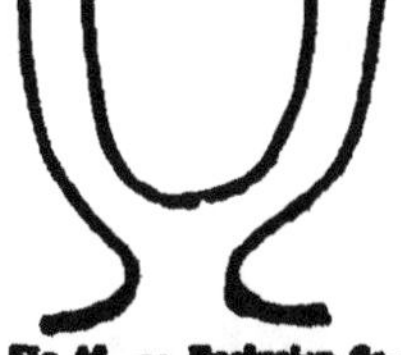

Fig. 16. — Exclusion fistuleuse centrale.

manière de faire, qu'elle utilise une fistule *artificielle* ou un abouchement *cutané* quelconque, simple ou double (*Fig.* 15), d'une anse intestinale.

Au lieu de drainer la partie malade du côté de la *peau*, c'est-à-dire de créer de toutes pièces une infirmité nouvelle, ou de laisser persister une lésion ancienne (fistule), toujours fort désagréable à supporter, quoiqu'elle ne soit pas mortelle, il faut drainer du côté de l'intestin dans tous les cas. Et c'est cette méthode opératoire nouvelle, par nous proposée au *Congrès français de Chirurgie* (octobre 1903), que nous appelons le *Tout à l'Egout*, le *Tout à l'Intestin*, ou plus scientifiquement, l'*exclusion drainée dans l'intestin*, par opposition à l'*exclusion par fistulisation cutanée*, que l'on fasse une exclusion vraie, ou simplement une entéro-anastomose par implantation double.

Cette méthode est applicable à tous les cas possibles, qu'il s'agisse d'une affection du gros intestin, de l'intestin grêle (jéjunum et iléon), voire même du duodénum, puisque ce n'est que l'application à la chirurgie intestinale proprement dite du principe de la gastro-entérostomie par implantation double (1) et en Y, qui exclut, comme on le sait,

<hr>

(1) Dans ce procédé, en effet, il y a toujours double — et parfois triple — anastomose intestinale ; mais la première n'a jamais rien à voir ni avec l'exclusion, ni avec le drainage vrai ; c'est l'anastomose d'origine, toujours nécessaire pour la circulation des matières.

par déviation intestinale, toute la première partie de l'intestin grêle.

Nous allons voir, par l'étude des principaux cas qui peuvent se présenter, comment on peut l'employer, d'abord dans les lésions du cæcum et du côlon, puis dans celles du jéjunum ou de l'iléon.

.·.

Mais, avant d'aller plus loin, nous devons dire qu'on a fait, à cette méthode, une objection intéressante quand elle s'applique à une tumeur située au-dessus du cæcum, c'est-à-dire quand la valvule de Bauhin est saine.

On a dit que cette valvule pouvait s'opposer au reflux des matières du gros intestin dans l'intestin grêle, et que, par conséquent, le tout à l'égout par l'intestin, au point de vue du contenu intestinal, ne valait pas le tout à l'extérieur, par la peau, c'est-à-dire par fistulisation directe sur le côlon.

En ce qui nous concerne, nous ne croyons pas que, même à l'état normal, la valvule de Bauhin puisse s'opposer au passage des matières purement liquides ou à peine chargées de détritus organiques dans l'iléon. a *fortiori* à l'état pathologique, quand le cæcum se dilate. Ne sait-on pas d'ailleurs qu'un lavement peut remonter jusque dans l'intestin grêle ?

D'autre part, la même objection pourrait être faite à la fistulisation cutanée, quand la fistule se trouve sur l'intestin grêle, c'est-à-dire au-dessus de la valvule de Bauhin (1).

Toutefois, à supposer que cette objection ait une valeur non plus seulement théorique, mais pratique [ce qui ne nous paraît pas exact d'ailleurs, si nous en jugeons par notre expérience personnelle, nos opérés n'ont jamais éprouvé le moindre trouble ayant cette valvule pour origine], rien ne serait plus simple que de la surmonter, à l'aide d'un artifice opératoire que nous décrirons en dernier lieu et consistant à supprimer la dite valvule, en changeant l'insertion de l'iléon sur le cæcum, c'est-à-dire en la reportant seulement dans un autre point.

D'ailleurs, on a déjà dit avec raison qu'on pourrait facilement détruire la valvule de Bauhin par l'intérieur de l'iléon. Il suffirait d'introduire, par l'intestin sectionné, une broche rougie, dans le cas où l'iléon aurait été sectionné près du cæcum, d'après la méthode de Nicoladoni.

.·.

On voit, par là, que la méthode d'entéro-anastomose et d'exclusion avec *drainage intestinal* l'emporte de beaucoup sur la concurrente,

(1) Nous reconnaissons que ce genre de fistulisation, d'une façon spontanée, est rare.

l'*exclusion avec fistulisation cutanée*, et qu'il faut désormais préférer, dans tous les cas, la première à la seconde, notre méthode, en un mot, à toutes celles qui ont été décrites jusqu'ici.

.˙.

Notre procédé d'exclusion, avec drainage de la partie exclue par l'intestin, peut s'exécuter de deux façons différentes, suivant qu'on *isole ou non la tumeur* de la circulation intestinale par une *section en aval*.

On a ainsi deux procédés opératoires très distincts, dont l'un est plus complexe que l'autre, et qu'on peut appeler :

1° *Exclusion relative*, dans laquelle on se borne à exécuter le *drainage intestinal*, sans agir sur le bout d'aval de l'intestin. C'est en réalité une simple *Entéro-anastomose par implantation double*, sans exclusion réelle, qui aurait dû être décrite dans le précédent paragraphe.

2° L'*Exclusion vraie*, dans laquelle, en outre du drainage intestinal, on pratique une *seconde section intestinale* supplémentaire, qui isole très complètement la tumeur.

Pour mieux faire comprendre tous ces procédés, nous les décrirons d'abord successivement pour le gros intestin ; puis nous les appliquerons à l'intestin grêle.

I. — Opérations sur le gros intestin.

Cæcum, Côlons et Anse sigmoïde.

Pour cette partie de l'intestin, nous ferons d'abord connaître toutes les opérations que nous avons pratiquées nous-même en ces derniers temps et dans lesquelles nous avons appliqué notre méthode du *Tout à l'Intestin*.

1° EXCLUSIONS RELATIVES OU ENTÉRO-ANASTOMOSE PAR IMPLANTATION DOUBLE.

OBSERVATION VIII [1er avril 1903].

Néoplasme du côlon ascendant. — Entéro-anastomose par implantation double pour exclure le cæcum, par section de l'iléon avec implantation du bout supérieur dans le côlon transverse, et drainage à l'intestin iliaque par le bout inférieur. — Guérison.

Julien J...., 27 ans, carrier, salle St-Luc. n° 4, entré le 31 mars 1903 ; sorti le 22 avril 1903.

Antécédents. — A. P... Pleurésie au régiment, dure deux mois. Il y a trois ans, coliques saturnines. Il y a deux mois, le malade ressent des douleurs bien localisées dans le flanc droit, vers le point de Mac Burney. Il continue néanmoins son travail.

Il y a un mois, le malade s'alite pendant 15 jours. Il perd l'appétit et maigrit de 15 kilos. Il éprouve, dès lors, des alternatives de diarrhée et de constipation d'environ cinq jours pour chaque état. Jamais de vomissements.

État actuel. — État général assez bon.

Légère saillie du flanc droit appréciable à jour frisant. La palpation décèle en ce point l'existence d'une tumeur dure, bosselée, immobile sur les plans profonds ; cette tumeur, de la grosseur du poing, commence à la ligne médiane, se perd dans le flanc droit, plonge dans la fosse iliaque droite. En haut, elle s'arrête à peu près à hauteur de l'ombilic.

Elle présente deux saillies principales : l'une immédiatement au-dessus de l'arcade crurale, l'autre correspondant à la région ombilicale. Les deux saillies sont séparées par une dépression assez nette.

OPÉRATION. — Intervention, le 1er avril 1903. Chloroforme. Lavage au savon, alcool, sublimé.

On constate que la tuméfaction est ferme, dure, squirrheuse et s'étend de la ligne médiane jusqu'à la ligne spino-ombilicale.

Incision sur la ligne médiane de l'ombilic à la symphyse. Ouverture du péritoine. On recherche la terminaison de l'iléon et on arrive à une anse intestinale adhérente. On attire cette anse d'intestin grêle paraissant être la terminaison de l'iléon.

Recherche du côlon transverse qu'on attire hors de la plaie. On saisit le bout inférieur avec une pince courbe. On recherche un endroit où se trouve une arcade vasculaire assez grande et son intestin grêle ; on isole à l'aide de deux pinces un espace de 2 centimètres.

On sectionne complètement l'intestin, puis le mésentère, sur une longueur de 5 cm. Ligature des vaisseaux mésentériques. Recherche du côlon transverse. On approche la section du bout supérieur de l'iléon du côlon transverse. On incise la musculo-séreuse et on fait un premier surjet séro-musculaire postérieur. Incision de la muqueuse. 2° Surjet muco-muqueux postérieur. 3° Surjet muco-muqueux antérieur. 4° Enfin, surjet séro-musculaire antérieur.

Recherche du côlon descendant. On attire l'S iliaque dans la plaie. On isole sur son bord convexe une zone de 5 centimètres, au moyen de pinces courbes. On fait une incision à la musculeuse. On approche le bout iléo-cæcal, et on le suture par un premier surjet postérieur. Incision de la muqueuse. Surjet muco-muqueux postérieur. Surjet muco-muqueux antérieur. Surjet séro-musculaire antérieur. A chaque extrémité, on fait la ligature des surjets antérieur et postérieur (*Fig.* 17).

Hémostase. Suture en masse de la paroi au crin de Florence.

Suites opératoires. — 1er avril 1903. — Le malade se trouve un peu
fatigué du chloroforme. Durant cette première journée, il vomit un peu.
Les douleurs de ventre sont assez vives. On lui fait prendre un peu de
citronelle avec de la glace, vers le soir. Le pouls est bon. L'état général paraît satisfaisant.

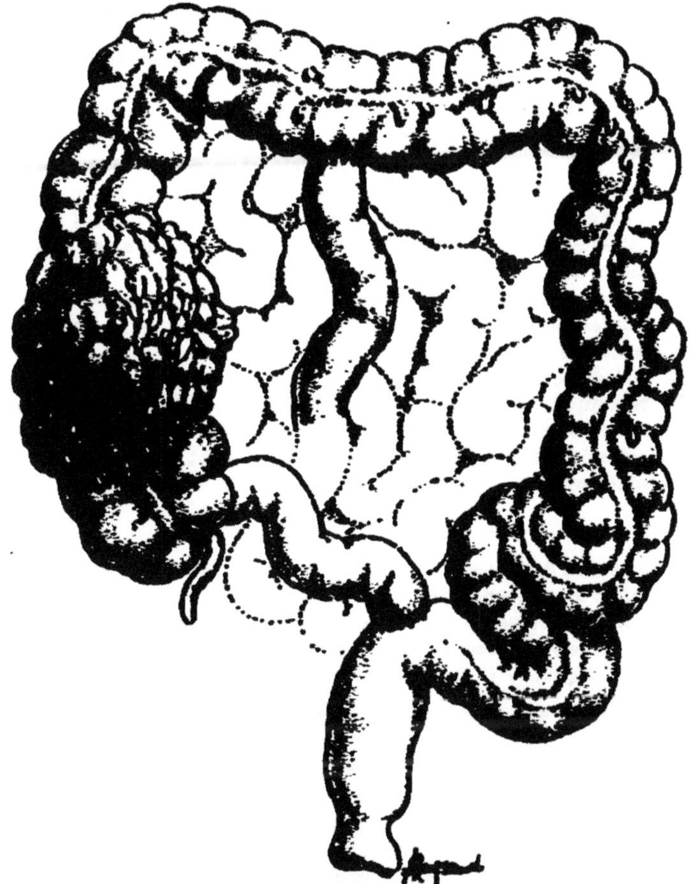

Fig. 17. — Entéro-anastomose par implantation double, pour tumeur du côlon ascendant.
Implantation double complètement terminée.

2 avril. — Le malade a peu vomi pendant la nuit. La douleur seule
l'a empêché de reposer ; au matin, il se trouve mieux, peut prendre un
peu de boisson par petites quantités. Dans le courant de la journée, il
ne vomit plus du tout, mais demeure constipé.

Le soir, on lui donne un lavement qui fait échapper quelques gaz au grand soulagement du malade.

3 avril. — Le malade commence à prendre un peu de lait par petites quantités. Ce matin il a eu une selle, et les douleurs de ventre ont beaucoup diminué. Il n'y a plus du tout de vomissements. Le malade prend dans la journée trois tasses de lait, un peu de café, de la citronelle.

4 avril. — La situation est excellente. Le malade commence à reposer paisiblement. Il prend davantage de lait, est moins somnolent et souffre moins. Le soir, selle à la suite d'un lavement.

5 avril. — Le malade commence à s'alimenter avec des bouillies très légères, un peu de bouillon. Son état est excellent.

Le 12 avril, on enlève les fils. La plaie est en parfait état. Plus de vomissements. Durant les jours précédents, on a peu à peu augmenté la quantité d'aliments donnés au malade. Au sixième jour, on lui permet le riz. Mais il ne prend encore ni viande, ni légumes. Il a peu d'appétit, et ne va à la selle qu'à l'aide de lavements.

Bien que le ventre soit toujours fort sensible à la pression, les douleurs spontanées ont complètement disparu. Les 18 et 23 avril, nouveaux pansements. Tout va bien.

Le malade sort le 23.

On remarque, au moment de son départ, que la tumeur du flanc a diminué de volume.

Les renseignements obtenus depuis confirment le diagnostic de tuberculose cæcale.

OBSERVATION IX [16 juin 1903].

Néoplasme du cæcum et de la partie inférieure du côlon ascendant. — Entéro-anastomose par implantation double pour exclure le cæcum, par section de l'iléon, avec implantation du bout supérieur dans le côlon transverse, et drainage à l'intestin (S iliaque) par le bout inférieur. — Guérison.

G.... aîné, 69 ans, hospitalisé (H. Ste Marie). Entré salle St-Eugène, n° 19, le 2 juin 1903; sorti le 21 juin 1903.

Antécédents. — Il y a deux mois, le malade s'est aperçu qu'il portait au flanc droit une tumeur d'un certain volume.

Il n'a jamais eu de maladies antérieures. Ivrogne incorrigible, il présente quelques troubles intellectuels très légers, et c'est tout. A peine peut-on noter quelques légères crises d'ictère, et quelques rares crises de diarrhée durant peu et cessant spontanément. Aucun autre symptôme.

État actuel. — Dans le flanc droit, tumeur profonde, mobile, siégeant à 2 centimètres au-dessus de la partie médiane de l'arcade crurale et remontant à environ 10 centimètres plus haut. La tumeur a à peu près le volume d'un rein. Arrondie à sa partie inférieure, dure, un peu bosselée au niveau, elle se perd progressivement dans la profondeur, de sorte qu'on ne tarde pas à la perdre en remontant vers les fausses côtes.

Tumeur indolore, submate. Pas de circulation collatérale; pas d'ascite; pas d'œdème.

OPÉRATION. — Intervention le 10 juin 1903. Chloroforme. Lavage au savon, à l'alcool et au sublimé. On constate dans la fosse iliaque la même tumeur que l'on avait trouvée alors par examen clinique. Elle paraît un peu dans le flanc et semble peu mobile. On s'en tient au diagnostic de *néoplasme intestinal* (*Fig.* 18).

Incision du côté droit, sur le bord du muscle droit. Ouverture de la cavité abdominale. On constate un peu d'ascite; on arrive sur une tumeur irrégulière, bosselée, à la partie inférieure de laquelle on trouve l'appendice, qui paraît rétracté et semble avoir été *sectionné primitivement*. La tumeur est très adhérente et paraît développée aux dépens de la totalité du cæcum et de la *partie inférieure du côlon ascendant.*

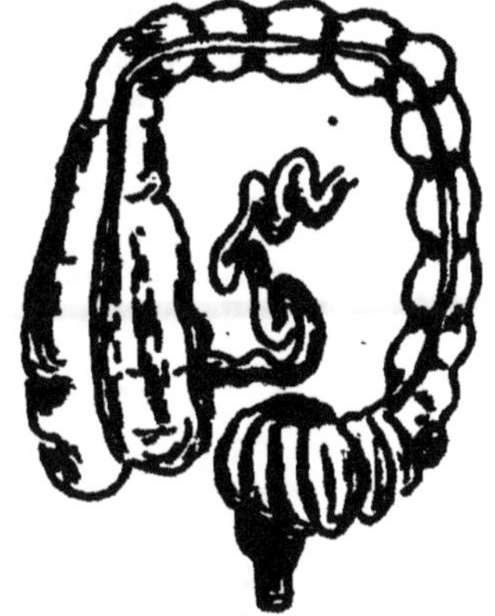

Fig. 18.—Tumeur du cæcum et du côlon ascendant inextirpable, à traiter par entéro-anastomose.
(Dessin de mon interne, M. Guillot).

En présence des adhérences et des ganglions, on se décide à faire, non l'ablation de la tumeur, mais l'exclusion (*Fig.* 19).

On saisit l'iléon, et on en tire une longueur de 20 centimètres.

A l'aide de deux pinces courbes, on délimite sur son trajet une portion de 6 m. environ sur laquelle on fait porter la *section*, transversale; on sectionne également le mésentère (*Fig.* 19). Hémostase d'une artériole mésentérique. On cherche ensuite le *côlon transverse*, et on approche pour l'y implanter la section supérieure de l'iléon. Incision de la séro-musculaire du côlon. On fait l'implantation par quatre surjets; 1 séro-musculaire postérieur. Ouverture du côlon transverse; 2° muco-muqueux postérieur; 3° pénétrant total antérieur; 4° séro-musculaire antérieur. On cherche l'S iliaque, et on isole sur son bord convexe une zone de 6 cen-

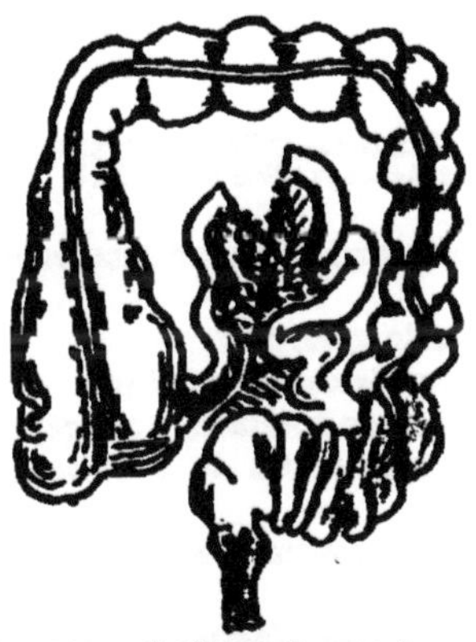

Fig. 19. — Entéro-anastomose du cæcum, avec drainage à l'intestin. — 1er Temps: section de l'intestin grêle, à quelques centimètres au-dessous de la valvule de Bauhin.

timètres environ au moyen de deux pinces élastiques. Incision de la séro-musculaire de l'S iliaque (*Fig.* 19).

Implantation de la section inférieure de l'iléon par 4 surjets : 1° séro-musculaire postérieur ; ouverture de l'S iliaque ; 2° muco-muqueux postérieur ; 3° pénétrant total antérieur ; 4° séro-musculaire antérieur.

Les sutures terminées, on replace la masse intestinale dans le ventre et on fait la suture en masse de la paroi au crin de Florence. Lavage au sublimé. Pansement (*Fig.* 20 et 21).

Suites opératoires. — 16 juin. — Le malade a beaucoup vomi. Ventre un peu ballonné ; faciès et pouls médiocres. Vives souffrances.

17 juin. — Même état. Quelques nausées. Malade affaissé, souffrant beaucoup. Ni selle, ni gaz.

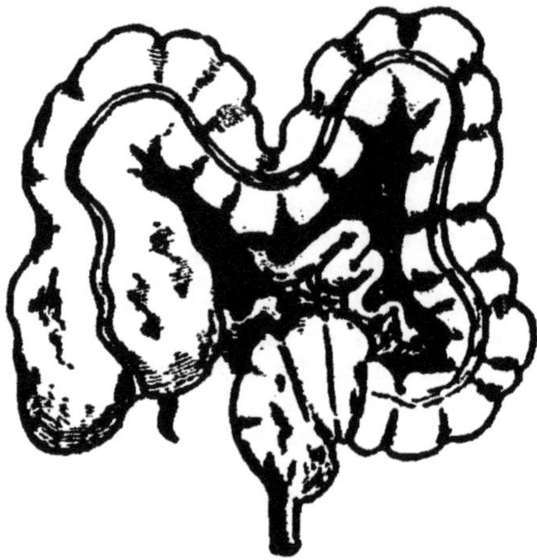

Fig. 20. — Entéro-anastomose par implantation double terminale. — 3° Temps : implantation des deux bouts de l'iléon dans le côlon transverse et dans le côlon descendant.

18, au matin. — Ventre ballonné et douloureux. Langue saburrale. Pouls petit.

Le soir, quelques gaz après lavement. Pas de selle.

19. — Selle après lavement. Jusqu'à ce jour, le malade avait pris seulement quelques boissons : vin blanc, très peu de bouillon, très peu de lait. Aujourd'hui on a pu lui faire prendre deux tasses de bouillon et un demi-litre de lait.

20 *juin.* — Malade toujours abattu. Langue saburrale ; anorexie. Pas de gaz. Régime comme hier.

21 *juin.* — 2 lavements sans résultat. Le malade s'agite ; on doit refaire le pansement qui s'est déplacé.

22 *juin.* — Selle après limonade purgative. Un peu d'œdème aux membres inférieurs. Le malade a pris, à midi, un œuf, ce soir, un potage au tapioca. Comme boisson, vin et lait.

25 *juin*. — Lavement, donne issue à quelques matières. Dans le courant de la journée, diarrhée. Selles fréquentes, liquides ; ténesme. Œdème des jambes a augmenté.

26 *juin*. — Fils. Plaie guérie. Œdème augmente toujours. Selles très

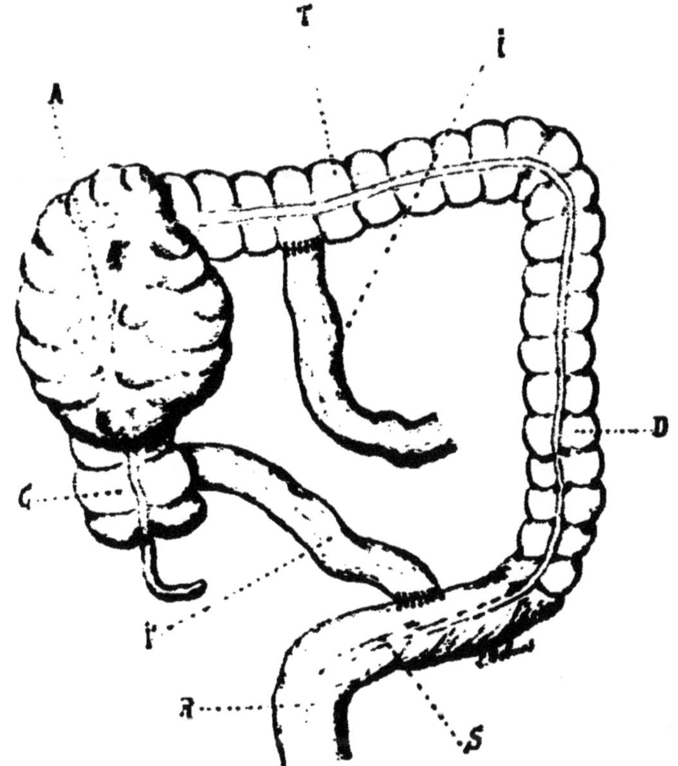

Fig. 21. — Entéro-anastomose par implantation double pour exclure le côlon ascendant atteint de tumeur maligne. — Opération terminée (Iléo-colostomie) — *Légende* : A. tumeur du côlon ascendant ; C, cæcum ; T, côlon transverse ; D, côlon descendant ; S, anse omégoïde ; R, rectum ; J, intestin grêle, bout supérieur ; I, intestin grêle, bout inférieur.

fréquentes. 20 dans la nuit dernière. On donne potion avec opium et bromure.

Malade mis au lait.

29 *juin*. — Le malade sort.

OBSERVATION X [3 octobre 1903].

*Néoplasme du côlon ascendant et du côlon transverse (angle colique
droit). — Entéro-anastomose par implantation double : section de
l'iléon, implantation du bout supérieur dans le côlon transverse,
et drainage de l'S iliaque par le bout inférieur. — Guérison.*

G.... Louis, cultivateur, Réaumur (Vendée), 35 ans.

Antécédents. — A. P. A l'âge de 15 ans, fièvre typhoïde légère qui
dure 8 jours. En 1889, influenza.

Il y a 8 mois, en février 1903, le malade éprouve des *douleurs*, au-
dessous du bord inférieur des fausses côtes droites. C'est une douleur
sourde, continuelle, avec quelquefois des crises d'exacerbation provo-
quée surtout dans les mouvements, en particulier, quand le malade se
baisse.

Dès ce moment, il commence à avoir un peu de diarrhée; ses selles, au
nombre de 3 à 4 par jour, sont liquides ou très molles; elles ne sont pas
teintées de sang en ce moment.

Au milieu de mars, il remarque, au point où il souffre, une grosseur
qu'il sent très bien à la palpation.

Au mois d'avril, il voit dans ses matières quelques filets de sang.
Quelquefois il remarque sur ses matières du sang rouge ; le plus souvent ses matières ont une teinte noirâtre.

A ce moment, ses forces ont diminué, et il cesse tout travail.

Le 30 mai, en allant à la selle, il rend une grande quantité de sang,
qu'il estime au moins à 1 litre.

Après cette hémorrhagie, il est obligé de s'aliter et, pendant deux jours'
il reste dans un état de grande faiblesse.

Depuis ce moment, ses matières continuent à être teintées de sang,
ses douleurs persistent et reviennent plus vives. Son appétit diminue,
et en trois mois il maigrit de 12 livres.

Le 29 septembre, dans la nuit, il a une crise douloureuse et, 2 heures
après, il rend encore une assez grande quantité de sang. Il entre à l'hô-
pital le 30 au soir.

État actuel. — Le malade éprouve une douleur vive dans le flanc
droit, douleur continue, s'exagérant par la pression, les mouvements,
l'ingestion des aliments et les efforts de défécation.

Cette douleur s'irradie dans toute la partie de l'abdomen; les selles
sont liquides, noirâtres, au nombre de 3 ou 4 par jour. Pas de vomissements. Pas de ballonnement du ventre. Urines foncées. L'état général
est précaire; le malade est pâle, cachectique, amaigri. Il a diminué de 12
livres en 3 mois.

A l'inspection, on note une saillie visible à jour frisant dans le flanc
droit.

A la palpation, on détermine une douleur vive en un point limité,

large comme une pièce de 5 fr., sur le bord externe du muscle droit et
s'étendant un peu en dehors et en arrière.

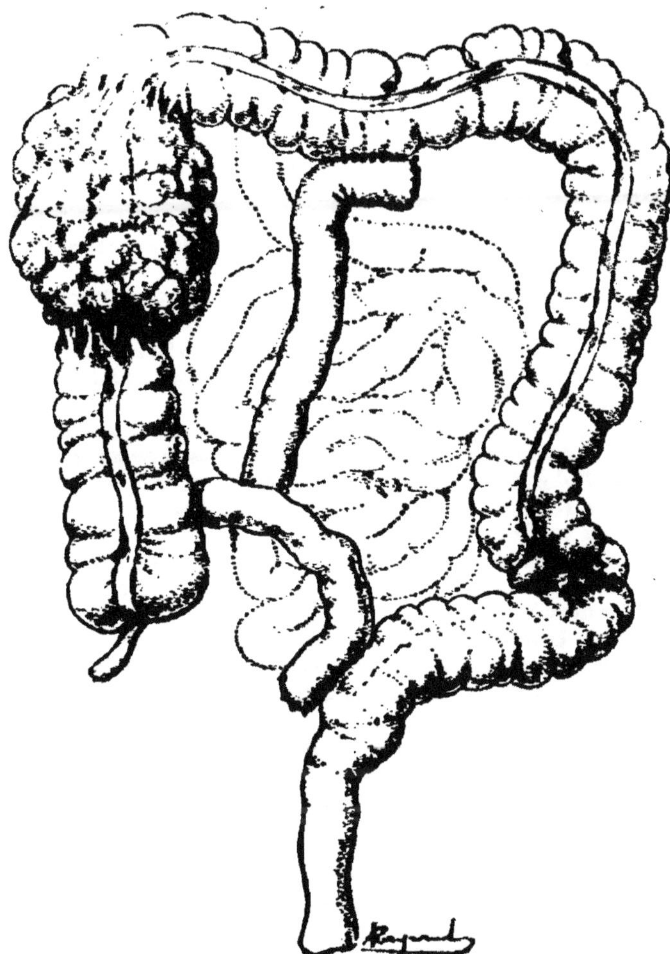

Fig. 22. — Entéro-anastomose par implantation double pour exclure l'angle des côlons
ascendant et transverse. — Opération [représentée ici par abouchement latéral au lieu
d'une implantation] complètement terminée.

A ce niveau, on sent une tumeur grosse comme le poing, profonde,
difficile à circonscrire, immobile. Cette tumeur est mate à la percus-

sion. La matité qu'elle provoque est séparée par une bande de sonorité
de la matité hépatique.

Ganglions dans l'aine droite. Poids : 116 livres.

OPÉRATION. — Intervention le 3 octobre 1903. Chloroforme. Lavage
au savon, alcool, sublimé. Incision sur le bord externe du muscle droit,
où on ouvre la gaine. Ouverture de l'abdomen. On trouve un peu d'ascite.

On arrive sur une tumeur du côlon ascendant et de l'angle colique,
remontant jusque sous le foie, adhérente, et absolument impossible à
enlever. On se décide à faire l'exclusion de la tumeur ; et comme on
pense que les manœuvres sont plus faciles par une incision sur la ligne
médiane, on ferme la première incision par une suture en masse. Durée
du temps d'exploration et fermeture : 15 minutes.

On procède à l'incision médiane ; incision au-dessous de l'ombilic de
10 centimètres ; ouverture de l'abdomen. On constate la présence de
ganglions dans le mésentère. On prend l'iléon, et à 20 centimètres au-
dessus du cæcum, on isole au moyen de deux pinces un intervalle de
3 centimètres sur l'iléon.

Section transversale de l'iléon et du mésentère sur 7 centimètres ;
on isole les deux orifices de l'iléon, au moyen de compresses aseptiques,
et on fait l'hémostase du mésentère dont on a sectionné deux arcades
vasculaires, et on fait l'implantation sur le côlon transverse, au moyen
d'une pince courbe.

On délimite une zone complètement isolée sur le bord inférieur. On
fait, au niveau de la bandelette inférieure du côlon transverse, une incision d'environ 3 centimètres, et on rapproche de cette section le bout
supérieur de la section de l'iléon. 1° surjet séro-musculaire postérieur.
Ouverture de la cavité du côlon transverse. 2° surjet muco-muqueux
postérieur. 3° surjet séro-musculaire antérieur. 4° surjet pénétrant total
antérieur. Ligature des deux surjets séro-musculaire antérieur et postérieur aux deux extrémités de la suture (*Fig.* 23).

On attire l'S iliaque dans la plaie et on isole au moyen d'une pince
courbe une zone de 10 cent. de long sur l'anse sigmoïde ; on incise la
tunique séro-musculaire et on approche la section inférieure de l'iléon
de cette suture. 1° surjet séro-musculaire postérieur. Ouverture de la
cavité de l'anse sigmoïde. 2° surjet muco-muqueux postérieur. 3° surjet
séro-musculaire antérieur. 4° surjet pénétrant total antérieur. Ligature
des deux surjets séro-musculaires. Suture en masse au crin. Pansement.
Durée : 45 minutes. Total de l'opération : 1 heure.

Suites. — Le 3 au soir : pouls, 80, assez ample, régulier ; il n'a pas
vomi bien qu'il ait bu un peu d'eau. Il a rendu quelques gaz.

Le 4 *octobre*. — Le malade a un peu de diarrhée. On lui fait prendre
0,03 d'extrait thébaïque ; il a pris du bouillon, du lait. Il tousse un peu
et est gêné par des gaz.

Le 5 octobre. — Bouillon, café au lait, vin blanc. Il a rendu des vents, ce qui l'a soulagé un peu. Il tousse, s'étant enrhumé dans son voyage. La respiration est rude et soufflante à gauche. On lui met de la teinture d'iode.

Le 5 au soir. — Le malade est oppressé. La respiration est encore soufflante, avec quelques râles congestifs. Il a expectoré quelques crachats gommeux, légèrement teintés de jaune rouillé, mais presque imperceptiblement. Pouls, 95 ; temp. = 38°3. Une selle liquide.

Le 6 octobre. — Un changement subit s'est produit. Débarrassé de sa mine anxieuse, le malade ne tousse presque plus; la temp. est de 36°9. Pouls, 68. Quelques râles humides à gauche. Selles moins liquides. Il prend des laitages.

Le 7 octobre. — L'amélioration s'accentue. Le malade mange des laitages, un œuf. Il a fait pour la première fois une selle moulée.

Le 9 octobre. — État excellent, mais il y a eu un peu de sang dans les selles. La toux a presque disparu. Le malade mange du poulet, une côtelette.

Le 11 octobre. — On enlève les fils; les deux sutures sont réunies. — On assied un peu le malade.

Le 12 octobre. — Le malade se lève ; il dort fort bien, mange avec appétit. Il a seulement quelquefois un peu de diarrhée.

Le 16 octobre.— Pèse 123 livres (116 avant l'opération) ; gain, 7 livres.

Sort en excellent état le 18 octobre. Les nouvelles reçues du 2 janvier 1904 sont bonnes.

2° EXCLUSION VÉRITABLE.

Dans toutes les observations qui précèdent, il ne s'agit que d'entéro-anastomoses par implantation double, c'est-à-dire d'exclusions relatives: Ce qui tient à ce que nous n'avons pas éprouvé encore le besoin d'exécuter, dans des cas analogues, des exclusions *vraies*, opérations toujours plus complexes et dont la nécessité n'est pas toujours urgente.

Mais rien ne serait plus facile que de combiner notre procédé d'entéro-anastomose par implantation double avec une seconde *section intestinale*, faite en aval même de la tumeur, et suivie de la fermeture des deux bouts : ce qui constitue une autre opération, *l'Exclusion vraie*.

Et nous allons le montrer à l'avance, avec la plus grande facilité, grâce aux figures schématiques qui vont suivre.

1re *Exclusion cæco-colique ascendante.*

En effet, supposons que nous ayons à combattre l'occlusion intestinale causée par une tumeur siégeant de l'extrémité inférieure du cæcum à l'angle colique gauche. Pour remédier à cette obstruction, il suffira de faire d'abord une entéro-anastomose par implantation double, analogue

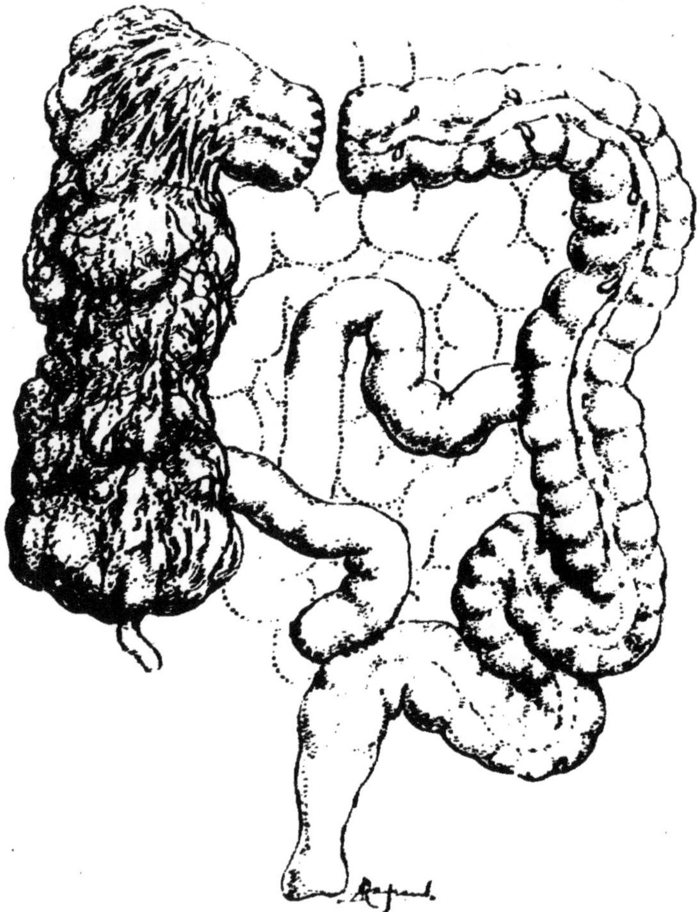

Fig. 23. — Exclusion vraie du cæcum et de tout le côlon ascendant, avec drainage de la partie exclue dans l's iliaque. — Opération faite par abouchement latéral d'un côté et de l'autre par implantation directe. — Section de l'intestin au milieu du côlon transverse, drainage au point le plus éloigné possible de la tumeur.

à celle que nous venons de décrire, et d'y ajouter une *section* du gros intestin, c'est-à-dire en l'espèce, du côlon transverse, à quelques centimètres en aval de l'angle colique droit, section qu'on fera suivre d'une

fermeture par suture des deux bouts, au niveau de la partie section-
née (1).

a) *Tumeur cæco-colique.* — Dans le cas de tumeur du cæcum,
ayant déjà envahi le côlon ascendant, cas représenté par la *Figure 23*,

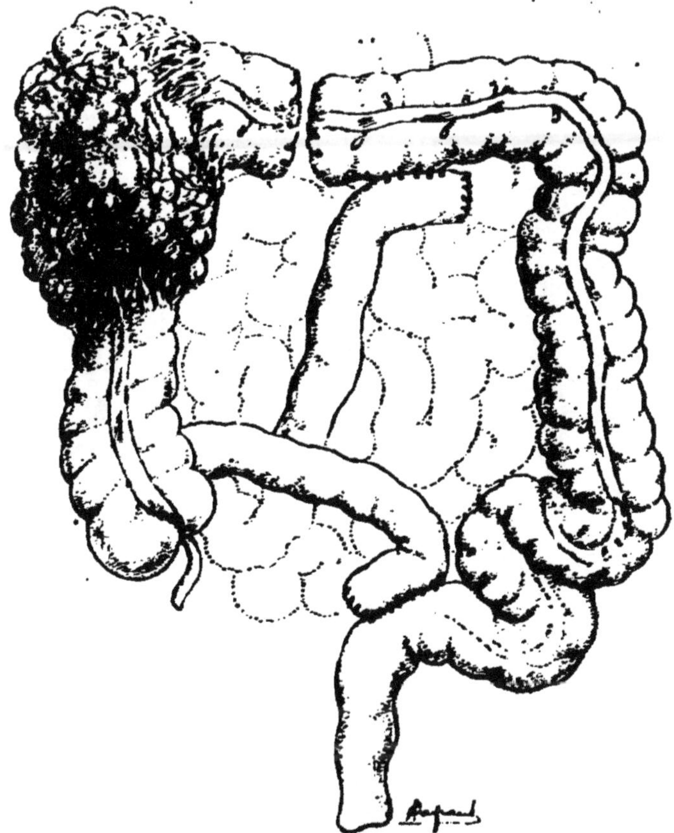

Fig. 24. — Exclusion vraie de l'angle du côlon ascendant et transverse de l'intestin. — Opération par *abouchement latéral*, terminée. — Ici, on a sectionné le côlon en aval de la
tumeur et on a fermé les deux bouts du gros intestin.

on peut, par exemple, sectionner l'intestin grêle à une vingtaine de centimètres de la valvule de Bauhin, puis anastomoser, par

(1) A la rigueur, on pourrait employer pour cette section les instruments divers
inventés pour la chirurgie intestinale.

abouchement latéral (*Fig*. 24), ou autrement, le bout supérieur à l'S iliaque, et le bout inférieur au côlon descendant, par implantation directe (*Fig*. 23) ou autrement, c'est-à-dire le plus loin possible de la

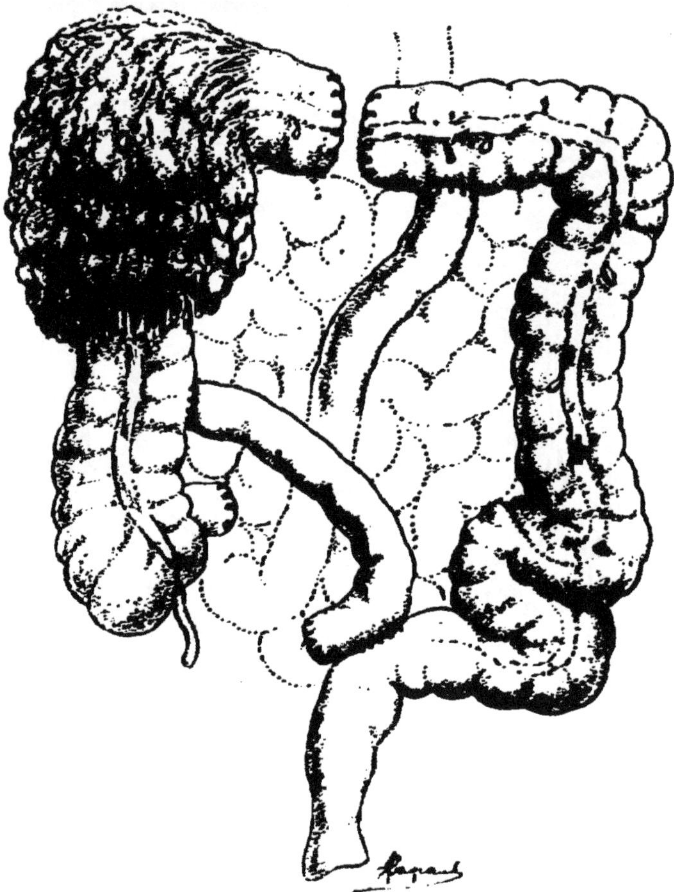

Fig. 25. — Exclusion vraie de l'angle du côlon ascendant, avec manuel opératoire spécial pour annihiler la valvule de Bauhin. — Opération, moitié par *abouchement latéral*, moitié par *implantation directe*, terminée.
En plus de la figure précédente, celle-ci représente une section de l'intestin grêle en un second point, au voisinage de la valvule de Bauhin. On oblitère l'iléon du côté du cæcum et reporte l'insertion de l'intestin grêle au-dessous de la valvule.

tumeur. Cela fait, il suffit de sectionner le côlon transverse près de son origine, et de fermer par des sutures les deux orifices obtenus.

Dans ce cas, il n'y a pas à se préoccuper de la valvule de Baubin, puisqu'elle est envahie, elle aussi, par le néoplasme.

b) Tumeur du côlon ascendant. — Quand c'est le côlon ascendant seul qui est en cause (*Fig.* 24 et 25), on peut opérer de deux façons différentes, suivant qu'on se préoccupe ou non de la valvule de Baubin.

1° Exclusion vraie simple. — Dans le cas où l'on considère cette valvule comme incapable de s'opposer au reflux des détritus de la tumeur colique par l'iléon, ou dans ceux où on l'a détruite au préalable par le procédé déjà indiqué, on se borne à faire la même opération que dans les cas de néoplasme cæco-colique, c'est-à-dire à pratiquer une exclusion vraie, non compliquée par des manœuvres complémentaires (*Fig.* 24).

2° Exclusion vraie avec suppression de la valvule. — Mais, quand on a des raisons de croire que la valvule de Baubin causera une certaine gêne dans l'écoulement des détritus néoplasiques de la partie colique exclue, il faut tourner la difficulté d'une autre façon, puisque, par définition, on ne veut pas détruire cette valvule, mais simplement en annihiler la fonction.

Dans ce cas, la même opération peut être utilisée ; mais il faut lui ajouter une autre intervention complémentaire. Celle-ci consiste à sectionner une deuxième fois l'*intestin grêle*, tout près du cæcum, à un ou deux centimètres environ, à fermer le bout cæcal, complètement à l'aide d'une suture, et enfin à fixer le bout iléal, soit par implantation directe (*Fig.* 25), soit autrement, dans le cæcum, à un ou deux centimètres au dessus de la valvule, mais le plus loin possible du néoplasme.

Dans ces conditions nouvelles, c'est comme s'il n'y avait plus de valvule. Certes, cela fait une anastomose supplémentaire, et complique une opération déjà assez longue. Mais une suture intestinale de plus ou de moins ne saurait embarrasser aujourd'hui un chirurgien quelconque.

2° Exclusion du côlon transverse.

Soit à exclure maintenant une tumeur du côlon transverse. On pourrait être tenté de procéder de deux façons différentes : ou bien faire la section en *aval*, comme nous l'avons précédemment indiqué ; ou bien faire la section en *amont* de la tumeur.

a). La section en *amont*, que nous avons représentée sur la figure ci-jointe (*Fig.* 26), présente entre autres avantages : celui d'empêcher les détritus de la tumeur de revenir par la valvule de Bauhin. Mais elle oblige à une opération longue (une section et deux

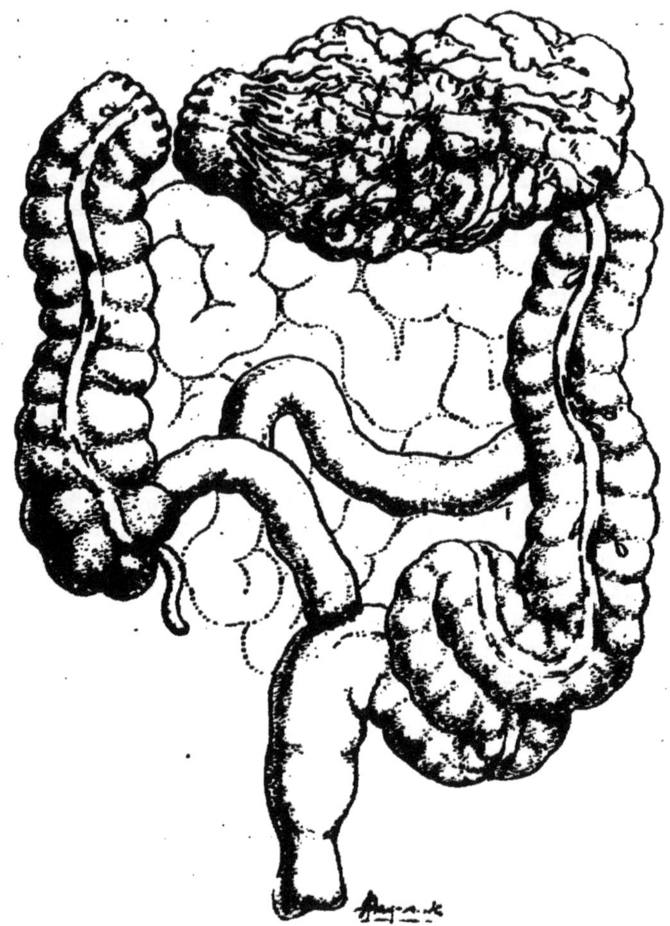

Fig. 26. — Entéro-anastomose par implantation double pour tumeur du côlon transverse dans sa partie médiane, avec *section en amont*, et drainage à l'intestin (On suppose perméable la valvule de Bauhin). — Opération par implantation directe double.

sutures en plus) ; elle draine la tumeur par le côlon descendant.

b) Quant à la section *en aval*, elle permet l'évacuation du gros intestin par la valvule de Bauhin (*Fig.* 27), le cæcum étant drainé au niveau de cette valvule supposée perméable ; et la circulation des matières est assurée par la fixation, assez bas, sur le côlon descendant, du bout supérieur de l'intestin grêle sectionné.

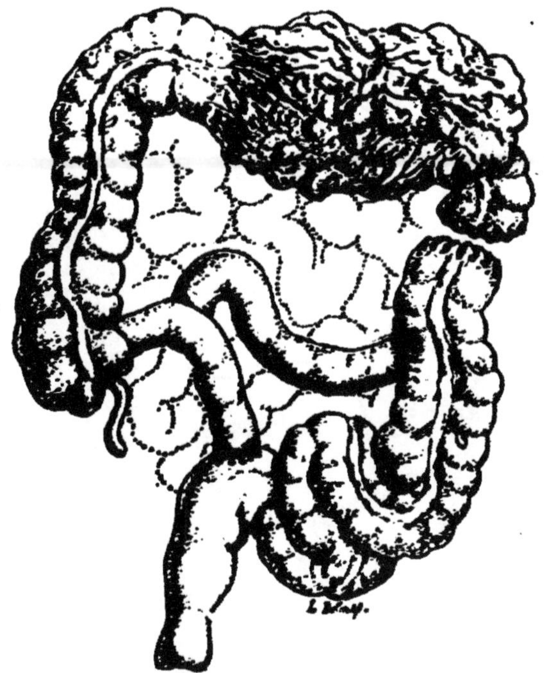

Fig. 27. — Exclusion vraie du côlon transverse dans sa partie moyenne, avec section aval du côlon descendant et drainage de la partie exclue à l'S iliaque.

3° Exclusion du côlon descendant.

Il faut faire les mêmes remarques que pour le côlon transverse.

a) La section en amont (*Fig. 28*) n'offre aucun intérêt ; et nous n'avons à nous occuper que de la section en aval.

b) Dans ce cas, il faut sectionner le côlon descendant assez bas et par suite aboucher le bout supérieur de l'intestin grêle sectionné (*Fig. 29*) à une assez notable distance de l'angle colique gauche, pour éviter tout trouble ultérieur dans le fonctionnement des anastomoses par suite des progrès de la tumeur.

D'autre part, le bout inférieur de l'intestin grêle qui draine la partie

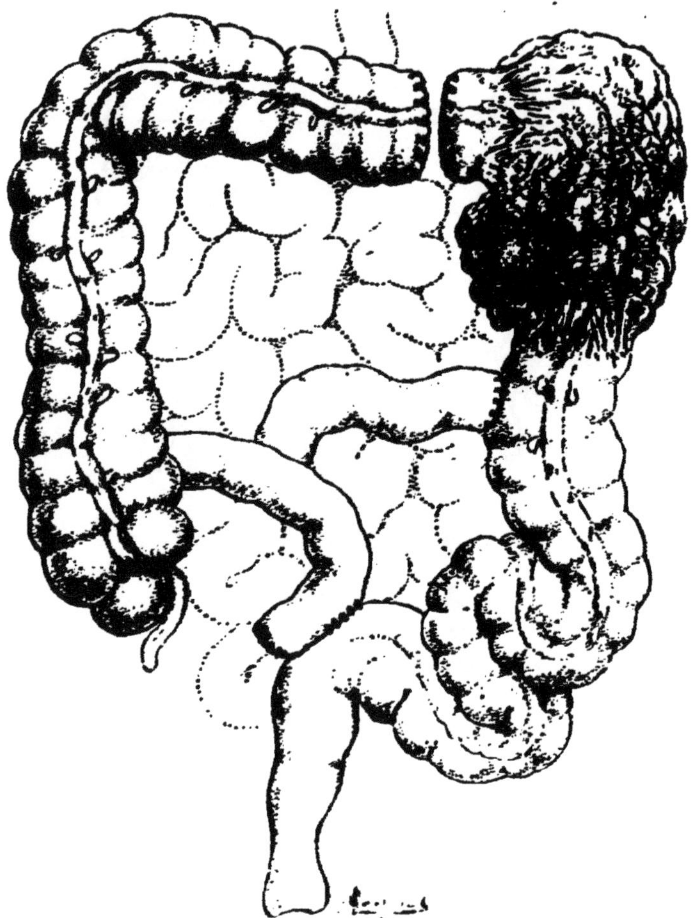

Fig. 23. — Exclusion de l'angle du côlon transverse et du côlon descendant, avec section en amont (Opération mixte par implantation directe et abouchement latéral).

exclue, doit être fixé le plus bas possible sur l'S iliaque, pour que l'exécution de cette anastome ne soit pas rendue difficile par le voisinage de celle faite au niveau de la partie inférieure du côlon.

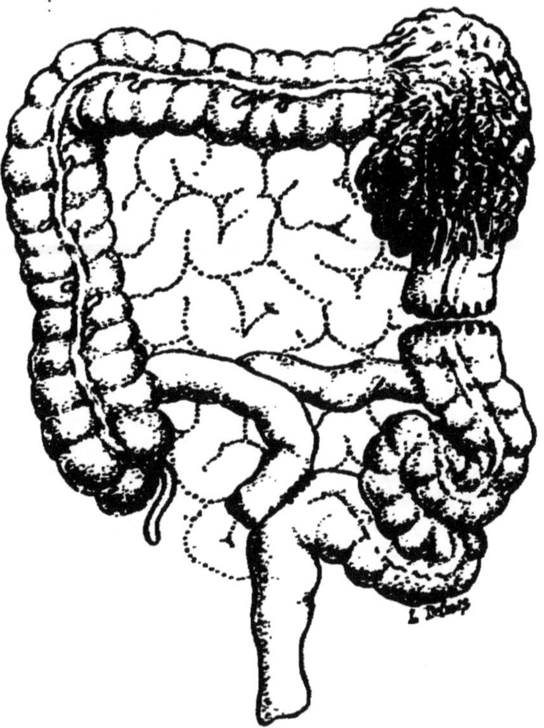

Fig. 29.— Exclusion vraie du côlon descendant (angle colique gauche), avec section en aval du côlon descendant, et drainage de la partie exclue à l'S iliaque, aussi éloigné que possible de la tumeur.

II. — Opérations sur l'intestin grêle.

J'ai appliqué le *drainage intestinal* à l'intestin grêle comme au gros intestin. Mais, jusqu'à présent, dans les mêmes conditions que ci-dessous, c'est-à-dire sans vraiment pratiquer d'exclusion véritable.

Ma seule intervention de cette nature n'est donc qu'une variété d'entéro-anastomose par implantation double en Y ; mais elle n'en est pas moins intéressante par son manuel opératoire (*Fig.* 30).

1° Entéro-anastomose par implantation double.

Observation.

[16 octobre 1903].

Cancer de l'iléon. — Crises d'occlusion intestinale passagère. — Entéro-anastomose par implantation double avec exclusion d'une portion de l'iléon par drainage intestinal dans l'S iliaque. — Guérison.

M. Q., d. B., 55 ans.

Antécédents. — Sujet vigoureux, n'ayant jusqu'à présent fait aucune maladie grave. Tendance à la constipation et sujet aux coliques intestinales. Il y a deux mois, à la suite d'une période de 10 jours, pendant laquelle il souffre du ventre et de la diarrhée, il est pris tout à coup de symptômes d'*occlusion*. Coliques généralisées dans tout l'abdomen ; vomissements ; arrêt des gaz et des matières ; pas de douleur localisée par la palpation. Pas de température. Cet état dure quatre jours et cède peu à peu aux lavements et aux palpations répétées. Au bout de 16 jours, le malade serait entièrement rétabli.

Il reprend rapidement ses forces et son embonpoint ; recommence à vaquer à ses occupations, lorsque récemment, il est repris d'une crise analogue à la précédente.

État actuel. — Elle dure cependant moins longtemps, et le malade arrive à Saint-Martin le mercredi 14 octobre, en état de demi-occlusion. Une purgation à l'huile de ricin le fait aller convenablement à la selle ; et il est opéré le 16 octobre 1903.

OPÉRATION. — Sous l'influence du chloroforme, le palper permet de reconnaître une tumeur mal délimitée, située sur la ligne médiane entre le pubis et l'ombilic. Il existe d'ailleurs une saillie de la paroi très apparente à ce niveau. Incision médiane du pubis à l'ombilic. Ouverture du péritoine. On relève l'épiploon et aperçoit les anses intestinales congestionnées. Le doigt va à la recherche de la tumeur, qu'il trouve située sur l'*intestin grêle*, à peu près sur la ligne médiane, et adhérente en *arrière*. L'anse *efférente* est facilement reconnue et l'on se rend compte que le néoplasme est situé, sur la *dernière portion de l'iléon, à 25 centimètres environ au-dessus de la valvule iléo-cæcale.* On recherche l'anse *afférente* et on déroule une certaine quantité d'intestin, avant d'arriver jusqu'à elle. Section de l'iléon à 20 centimètres *au-dessus de la tumeur*, entre deux pinces entérostatiques. Hémostase du mésentère. Le bout inférieur est isolé dans une compresse de tarlatane et le bout supérieur est implanté perpendiculairement à l'anse de l'iléon située entre la tumeur et la valvule iléo-cæcale, à 15 centi-

mètres environ au-dessus de cette valvule (*Fig*. 30). Sutures habituelles:
premier surjet séreux. Ouverture de la muqueuse intestinale ; surjet
muqueux ; surjet perforant antérieur ; surjet séreux antérieur.

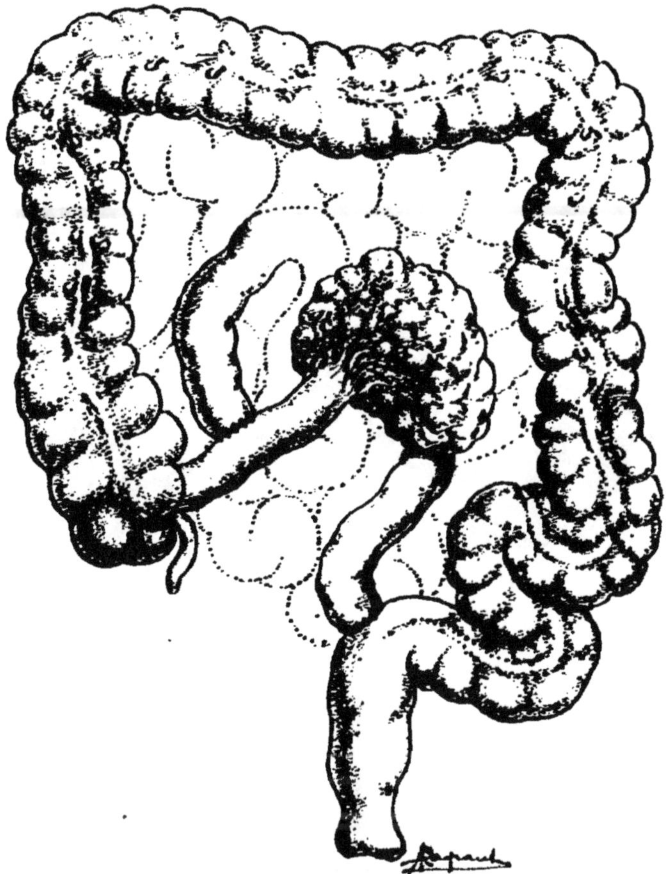

Fig 30 — Exclusion partielle d'une tumeur de l'intestin grêle avec drainage intestinal
et minimum d'exclusion du grêle. — Implantation directe sur l'intestin grêle et non sur
le gros intestin) du bout supérieur. — Cette opération n'est qu'une variété d'entéro-anastomose (Iléo-Iléostomie avec Iléo-colostomie par implantation directe.

On termine par l'anastomose du bout inférieur avec l'S iliaque. Pour
cela on recherche l'S iliaque, qui est mis en contact avec le bout inférieur. Même procédé de sutures que celui précédemment décrit. Net-
toyage du champ opératoire. L'intestin est rentré dans le ventre; et un

gros drain est placé à l'extrémité inférieure de la plaie. Suture de la paroi à un seul étage, gros fil, points séparés.

Suites. — Guérison.

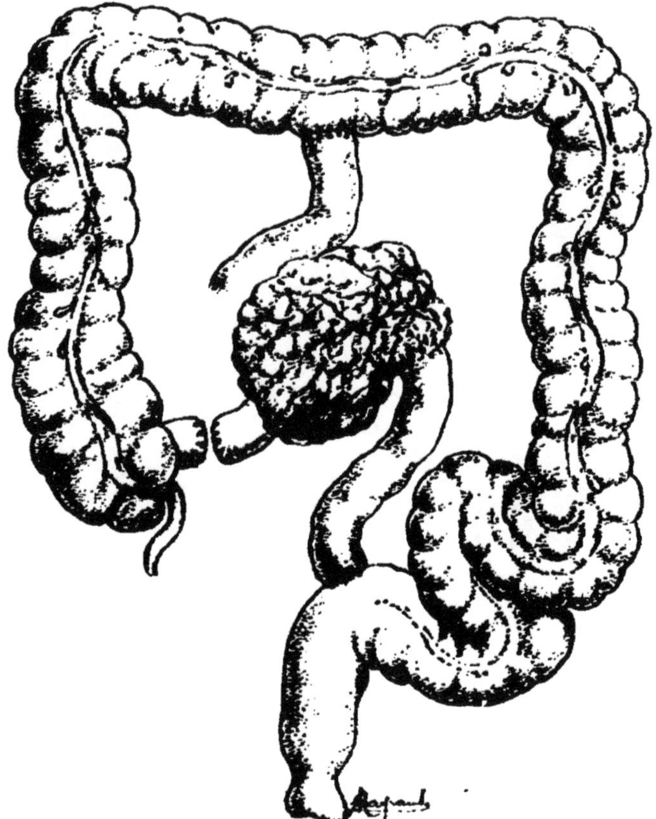

Fig. 31. — Exclusion *vraie* d'une tumeur de *l'intestin* grêle, avec drainage intestinal. — Opération par implantation directe. — Section de l'intestin grêle entre la tumeur et la valvule ; fermeture complète. Anastomose du bout supérieur avec le côlon.

Pour l'intestin grêle, on pourrait à la rigueur confondre le bout central et le bout périphérique, comme l'a craint Haken. Mais, en réalité, cette confusion n'est guère possible en pratique, car on opère presque toujours pour des tumeurs ou des rétrécissements. Or, dans ce cas, l'un des bouts est rétréci, tandis que l'autre, celui d'amont, est toujours *dilaté*. Aussi le manuel opératoire est-il des plus simples, qu'on fasse une simple entéro-anastomose par implantation double, comme je viens de le dire, ou qu'on recoure à l'*exclusion vraie*, dont il me reste à montrer la possibilité.

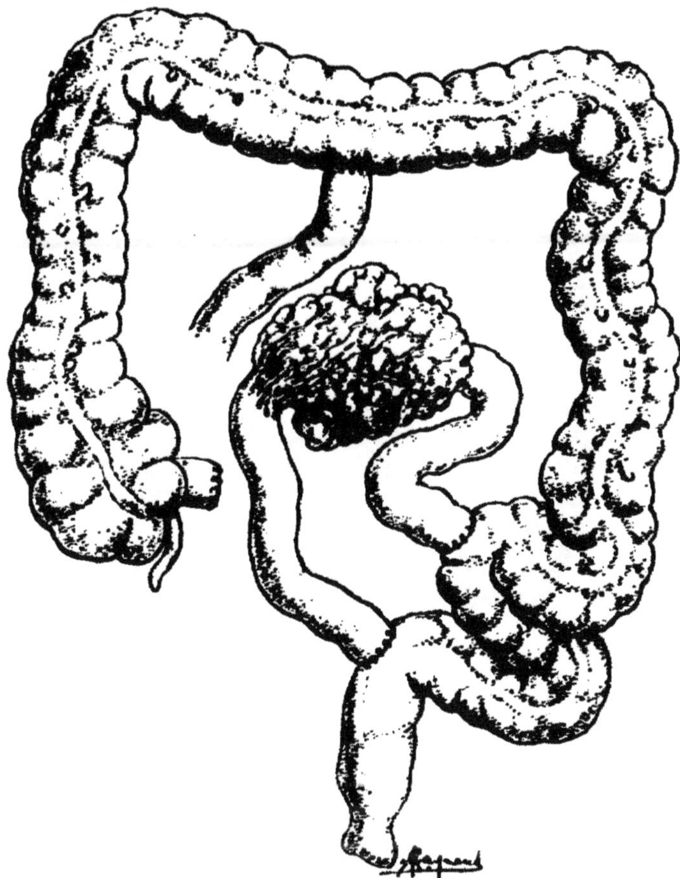

Fig. 21. — *Exclusion vraie* d'une tumeur de l'intestin avec drainage double à l'intestin et en anneau ouvert dans l'anse sigmoïde. — Opération par implantation directe. — Ici, au lieu de fermer l'une des extrémités de la section proche de la valvule, on anastomose le côlon descendant à l'anse sigmoïde.

<h2 style="text-align:center">2° EXCLUSION VRAIE.</h2>

Ayant à intervenir aujourd'hui dans un cas analogue à celui qui précède et de même nature au point de vue diagnostique, je ne procèderais pas, en effet, de la même façon; je ferais alors une *exclusion véritable*. Rien ne serait plus facile d'ailleurs ; et cette opération aurait un réel avantage.

En effet, avec l'*exclusion vraie* (Fig. 31 à 33), on n'aurait plus à craindre dans les cas de même ordre l'envahissement possible et rapide du bout d'intestin grêle placé entre la tumeur et le cæcum, et par conséquent l'oblitération probable de la nouvelle anastomose par la circulation des matières (*Fig. 30*).

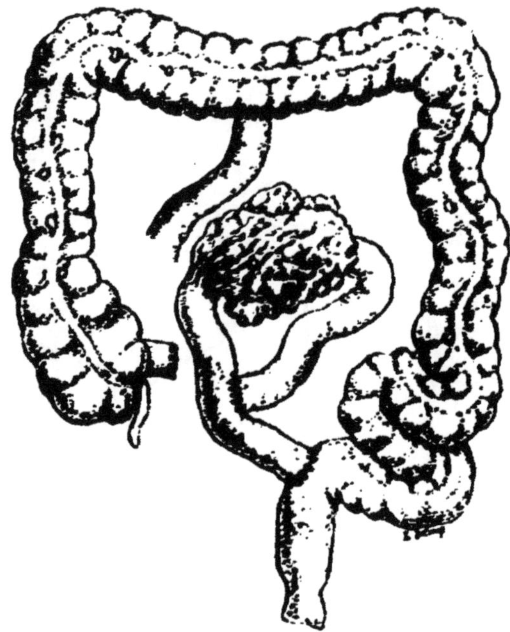

Fig. 33. — Exclusion vraie d'une tumeur de l'intestin avec drainage double à l'intestin, et en anneau complet. — Opération présente. — Au lieu d'aboucher l'une des extrémités dans le gros intestin, on l'anastomose avec l'intestin grêle.

1° *Drainage intestinal rectiligne.* — Avec cette méthode, au demeurant, on sectionnerait l'intestin grêle d'aval entre la tumeur et le cæcum, et fermerait les deux bouts de l'iléon sectionné en ce point.

Le bout supérieur de la section d'amont, au lieu d'être fixé sur l'intestin grêle d'aval (c'est-à-dire beaucoup trop près du néoplasme malin), serait anastomosé avec le côlon ascendant ou transverse par exemple (*Fig. 31*).

Quant au bout inférieur, il servirait à établir le « tout à l'égout », c'est-à-dire le *drainage intestinal*, et serait toujours implanté dans l'S iliaque.

Mais d'autres solutions, encore plus élégantes, sont possibles.

2° *Drainage intestinal en anneau.* — a) *Demi-anneau.* — C'est ainsi qu'on pourrait ne pas fermer le bout supérieur de la section d'aval et l'implanter dans l'S iliaque, de façon à obtenir un double drainage à l'intestin par l'anse néoplasiée ; on aurait ainsi (*Fig.* 32) une exclusion véritable, et même *totale*, en *demi-anneau*, mais avec anneau cependant ouvert dans l'anse sigmoïde (1).

b) *Anneau complet.* — Un autre *modus faciendi*, un peu plus complexe il est vrai, est encore admissible. C'est celui qui consiste à implanter sur l'anse de drainage elle-même le bout supérieur d'aval (*Fig.* 33).

On a aussi de la sorte une *exclusion en anneau* complet ; mais cette fois l'anneau est tout entier sur le grêle, avec une voie d'échappement, c'est-à-dire une soupape de sûreté, sur l'anse sigmoïde.

.˙.

Toutes les *interventions plastiques* sur l'intestin, dont nous venons de parler, montrent quel champ immense la pathologie du tube digestif sous diaphragmatique offre désormais aux opérateurs. Il n'est pas douteux qu'on pourra encore imaginer de nouveaux procédés ; mais nous avons cru utile de formuler dès aujourd'hui des conceptions faciles à éxécuter, à une époque où la suture intéstinale n'est plus qu'un jeu.

(1) Si l'on suppose que la partie de l'S iliaque comprise entre les deux implantations grêles, isolées par la pensée du reste du gros intestin, on voit bien qu'en réalité on a réalisé une exclusion en anneau *fermée*, quoique ouverte... dans l'intestin.

DEUXIÈME PARTIE

Résection de l'intestin.

Dans la pratique courante, on a assez souvent l'occasion de pratiquer une résection d'une partie quelconque du *gros intestin intra-abdominal*, le rectum était laissé de côté, car c'est un organe d'un tout autre ordre, au point de vue pathologique et surtout anatomique et opératoire.

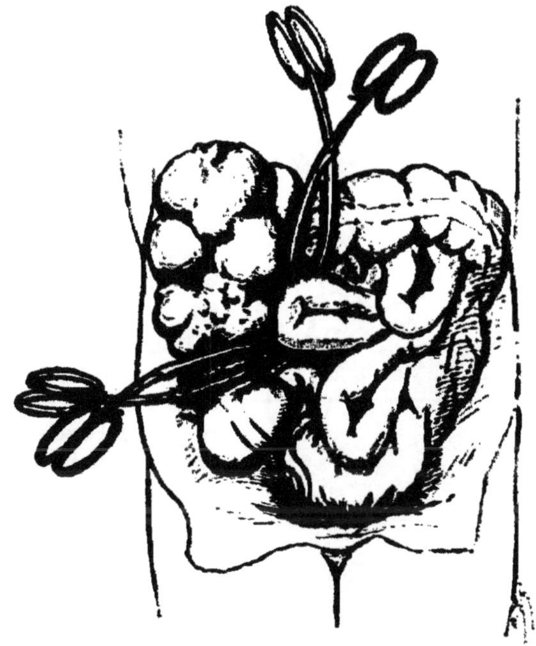

Fig. 31. — Cancer du côlon, au niveau de l'angle droit. — Circonscription de la tumeur à l'aide de pinces à coprostase (inédit). (Monprofit, 1895).

Pour mon compte, j'ai eu fréquemment, jusqu'ici, l'occasion d'exécuter cette opération, plus facile dans certaines circonstances que d'autres bien entendu, mais toujours délicate, en raison d'une part des *adhé-*

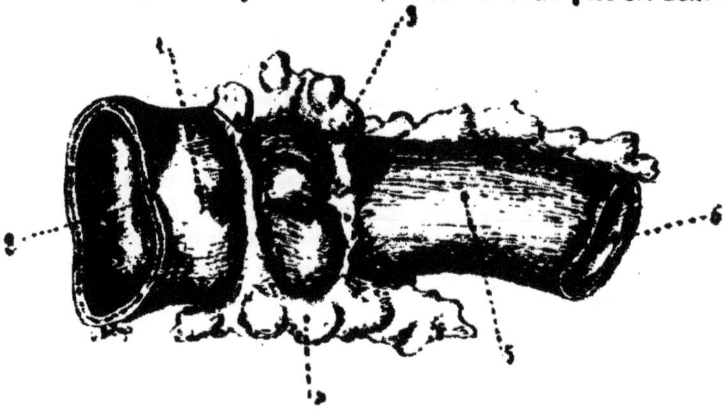

Fig. 35. — Cancer du gros intestin réséqué (*Inédit*, pièce anatomique, Monprofit, 1901). — *Légende :* 1, bout supérieur *dilaté* du gros intestin ; 2, orifice de la section supérieure ; 3, partie cancéreuse ; 4, Appendices épiploïques ; 5, Extrémité inférieure, *rétrécie* ; 6, orifice de la section inférieure.

rences intestinales au niveau de la lésion à enlever (*tumeur ma-ligne* d'ordinaire, (*Fig.* 34), etc.), d'autre part de la difficulté de la réunion des bouts sectionnés de l'intestin.

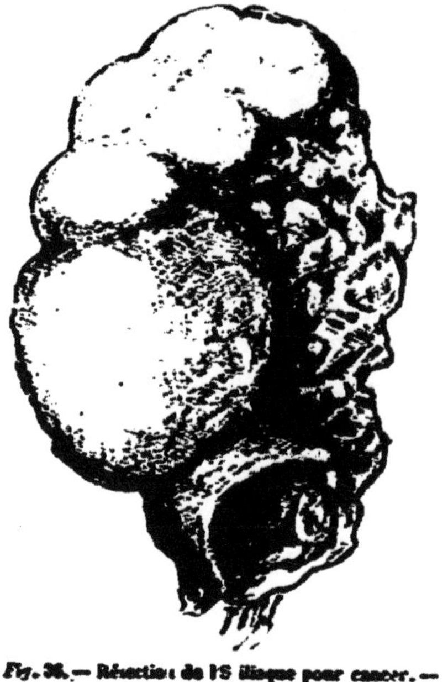

Pour ne pas allonger outre mesure ce mémoire, je laisserai à dessein de côté tout ce qui est d'ordre anatomo-pathologique dans l'étude de cette opération. Je veux dire ainsi que je ne compte m'occuper ici ni de *l'état des parties*, ni de la *nature de la tumeur* enlevée (*Fig.* 35 et 36), ni de l'importance des *adhérences* trouvées, ni de l'espèce de lésion pathologique constatée (*Fig.* 37).

Supposant que l'ablation de l'anse malade, au niveau du gros intestin — et cela du cæcum au rectum —, a été

Fig. 36. — Résection de l'S iliaque pour cancer. — Aspect extérieur du néoplasme. (*Inédit*, Monprofit, 1901).

déjà exécutée, je vais essayer de montrer comment, cela fait, on peut et doit rétablir la continuité intestinale ; comment il faut s'y prendre pour avoir un excellent résultat, et se placer dans les meilleures conditions opératoires possibles.

C'est, en somme, passer en revue les différentes *opérations anaplastiques* que l'on peut exécuter sur les côlons sectionnés et les nombreux procédés qui ont été recommandés en l'espèce.

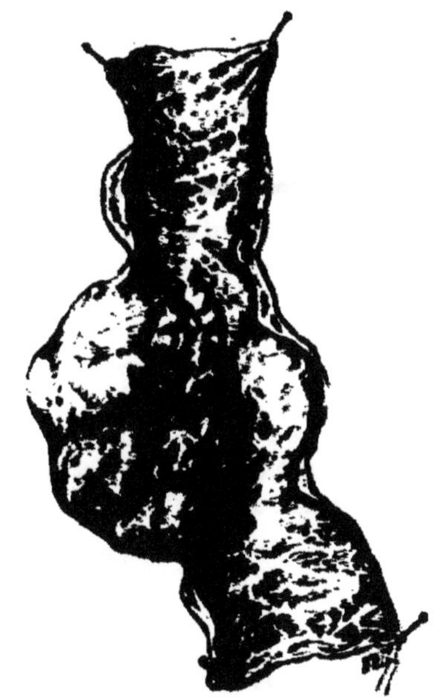

Fig. 57. — Cancer de l'S iliaque. (Pièce anatomique ci-dessus, Fig. 36). — Intestin ouvert montrant l'aspect de la tumeur à l'intérieur (Monprofit, 1899).

On peut rétablir la continuité intestinale de plusieurs façons ; et les principales méthodes connues sont les suivantes :

1° *Entérorraphie circulaire bout à bout* ;

2° *Entérorraphie longitudinale* ;

3° *Entéro-anastomose.*

A. *Par abouchement latéral* : a) *au niveau même* des parties sectionnées (Procédé ordinairement employé, dit de Senn et von Braun).

Dans ce premier cas, il s'agit d'une *entéro-anastomose* simple.

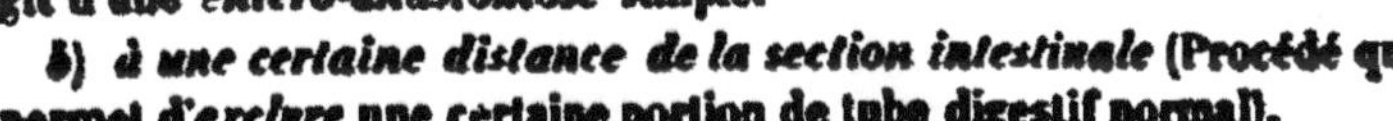

b) *à une certaine distance de la section intestinale* (Procédé qui permet d'*exclure* une certaine portion de tube digestif normal).

Dans ce second cas, il y a *entéro-anastomose* avec *exclusion ouverte dans l'intestin*, bien entendu. J'ai eu l'occasion de mettre en pratique une fois ce second procédé, peu connu ; et je m'en suis très bien trouvé.

4° Mais récemment j'ai imaginé une quatrième méthode ; et c'est précisément la description de celle-ci qui fera l'objet de ce travail. On peut lui donner le nom d'*Entéro-anastomose par implantation.*

a) Dans cette méthode, l'implantation peut être *simple* ; et je sais que d'autres auteurs m'ont précédé dans cette voie, en particulier Jessett, Kammerer, etc.

b) Mais elle peut être *double* ; et, dans ce cas, on réalise, en outre, une sorte de *drainage à l'intestin.* C'est là à proprement parler ma méthode personnelle, celle à laquelle j'ai donné le nom de *Tout à l'intestin*, et que j'ai décrite déjà dans un autre travail (1), et plus haut, pour ce qui concerne les opérations dans les cas où l'on ne *résèque pas* l'intestin.

Dans tous ces faits, il y a bien entendu un certain degré d'*exclusion ouverte* de l'intestin : ce qui permet de les rattacher aux opérations précédentes, en passant par l'anastomose par abouchement latéral avec exclusion.

Après cet exposé d'ensemble, j'entre dans le vif du sujet ; ce qui va me permettre de rapporter les opérations de cet ordre que j'ai déjà pratiquées.

1° ENTÉRORRHAPHIE CIRCULAIRE.

Je n'ai rien à dire de particulier, en ce qui concerne la méthode d'*entérorraphie circulaire*, si bien exposée par Jeannel, dans son traité classique sur la *Chirurgie de l'Intestin.*

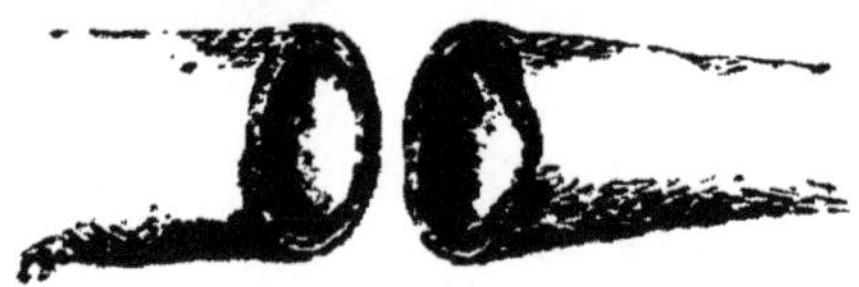

Fig. 38. — Résection du gros intestin [*Technique*]. — Section intestinale en bec de flûte ou en biseau d'un côté, pour diminuer le calibre du bout *supérieur*, trop dilaté, figuré à gauche.

Je me borne à ajouter que, parfois, j'ai dû recourir à certains pro-

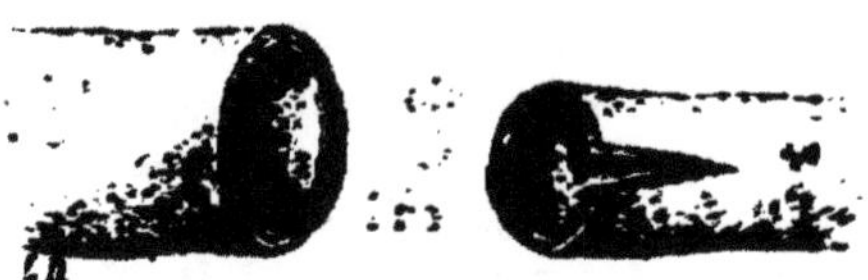

Fig. 39. — Résection du gros intestin [*Technique*]. — Section intestinale avec *fente latérale* d'un côté pour augmenter le calibre du bout *inférieur*, trop rétréci et figuré à droite.

cédés, bien connus : emploi rendu nécessaire par la différence de calibre des deux extrémités intestinales, après ablation de la tumeur.

(1) A. Monprofit. *Une nouvelle méthode d'entéro-anastomose et d'exclusion intestinale, avec tout à l'intestin. Archives provinciales de Chirurgie*, 1904, n°° 1 et 2.

a) Dans certains faits, j'ai dû tailler en *biseau* ou en *bec de flûte* une extrémité trop dilatée, pour pouvoir la réunir facilement à l'autre, trop petite, comme dans la *Fig.* 38. C'est une manœuvre désormais

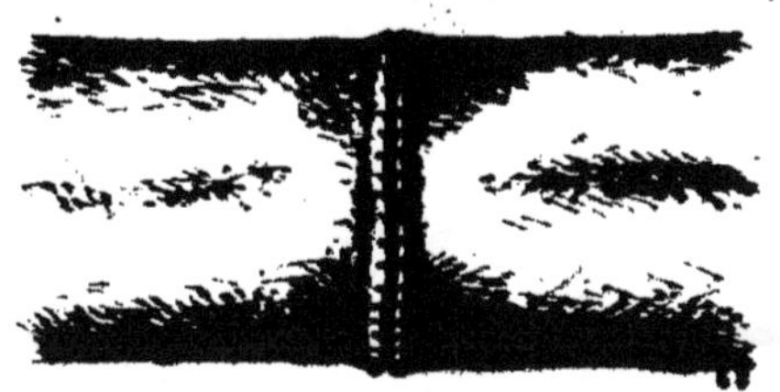

Fig. 40. — Entérorrhaphie circulaire après résection de l'intestin.

courante, qui remonte d'ailleurs aux interventions déjà anciennes de l'École de Vienne.

b) Une autre fois, j'ai eu recours à l'*incision* en forme de *fente*, de la partie la plus rétrécie, pour pouvoir la réunir avec l'axe le plus large (*Fig.* 39). Mais tout cela est connu et je n'insiste pas.

Je fais, d'autre part, la suture circulaire comme tout le monde (*Fig.* 40).

Parfois j'ai eu recours à la technique de Bouilly, qui consiste à *fixer les parties suturées à la peau*, pour éviter une péritonite par perforation (*Fig.* 41).

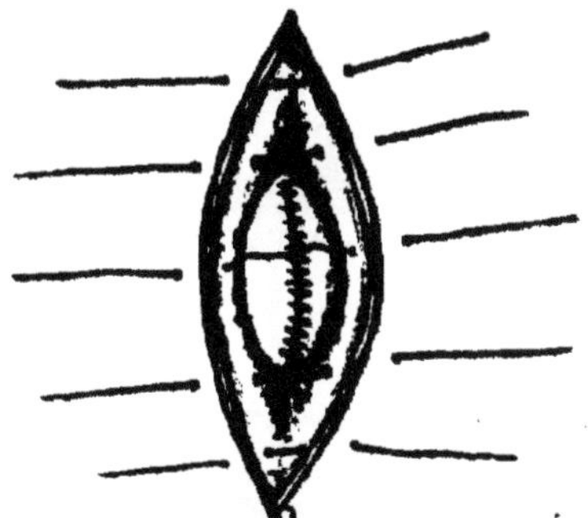

Fig. 41. — Résection du gros intestin (Technique). — Fixation à la paroi abdominale du point de jonction des bouts de l'intestin, au cas où il se formerait une fistule stercorale (Procédé de précaution).

2° Entérorrhaphie longitudinale.

L'entérorrhaphie longitudinale répond à des indications spéciales; et il n'y a pas lieu de la décrire ici. Elle est d'ailleurs d'un usage restreint.

3° Entéro-anastomose.

J'ai dit qu'il y avait deux modes d'entéro-anastomose : A) par *abouchement latéral*; B) par *implantation*. Étudions ces deux méthodes.

A. — *Entéro-anastomose par abouchement latéral.*

1° SUTURE. — C'est l'opération bien connue de Senn et de von Hacker, décrite avec soin par Jeannel. On fait alors l'anastomose au niveau même de la partie réséquée. De la sorte on ne laisse inutilisée aucune portion du gros intestin, fermé au préalable (*Fig.* 42 et 43).

C'est là le procédé qui a été classique au début et qui est encore l'un des plus usités.

J'ai employé souvent ce procédé, qui permet peut-être, plus que la *réunion circulaire*, de ne pas craindre un rétrécissement circulaire. C'est d'ailleurs un procédé classique, sur lequel je n'insiste pas : fermeture des deux bouts intestinaux en cul-de-sac par un double surjet ; et anastomose latérale sur une longueur

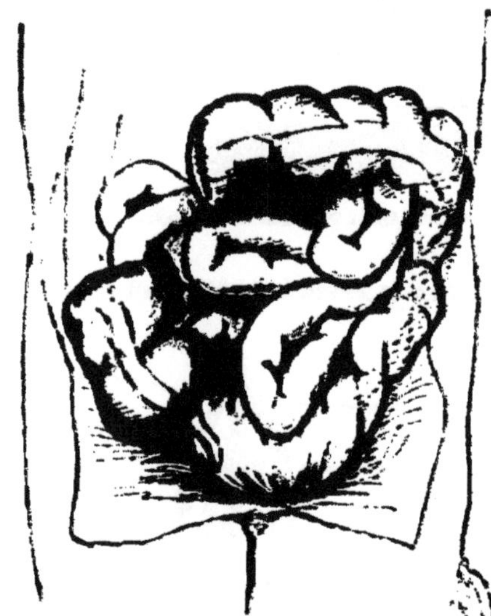

Fig. 42. — Entérorraphie au niveau du côlon ascendant grâce à une entéro-anastomose par abouchement latéral simple. — 2° Temps : Les deux bouts intestinaux sont fermés isolément par un surjet.

aussi considérable que l'on veut, 5, 8, 10 centimètres. On a ainsi une communication large et facile, qui ne se rétrécira certainement pas au-dessous du calibre normal de l'intestin. Les autopsies, faites chez des opérés morts longtemps après l'intervention, ou chez des animaux en expérience, ont montré que le tube intestinal, après un certain temps, a repris presque complètement son aspect normal ; il n'y a presque plus de saillie latérale due aux deux cæcums juxtaposés, et les deux bouts intestinaux semblent se continuer directement.

2° ENTÉRO-ANASTOMOSE AVEC EXCLUSION. — Ce procédé opératoire réside en entier dans ce fait qu'au lieu de faire l'anastomose intestinale au *niveau même de la tumeur enlevée*, on la pratique à une *distance notable*, — en réalité aussi grande que possible —, du point de résection.

Ainsi que je l'ai dit déjà à diverses reprises au *Congrès de Chirurgie*, je considère l'ablation d'une tumeur maligne du tube digestif en général, et du gros intestin en particulier, comme une opération composée de deux temps successifs :

1° *Premier temps*. Ablation large de la tumeur, aussi large qu'il est possible de la faire, comprenant intestin, mésentère, épiploon, ganglions. — 2° *Deuxième temps*. Anastomose intestinale pour rétablir la continuité du tube digestif et le cours des matières, *dans un point aussi éloigné que possible du siège du néoplasme.*

Au point de vue clinique et thérapeutique, cette manière de faire a plusieurs avantages. Elle *dégage* le champ opératoire principal, qui est le point dangereux, celui dans lequel il est nécessaire de tout surveiller, pour éviter : 1° toute *hémorrhagie secondaire*, par hémostase insuffisante ; 2° tout abandon dans la place de *parcelles cancéreuses*, susceptibles de réinfecter la région, par greffe ou ablation insuffisante.

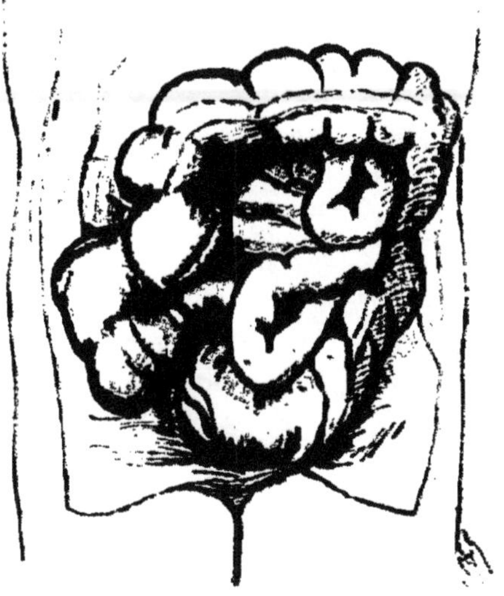

Fig. 43. — Entéro-anastomose au niveau du côlon ascendant par abouchement latéral simple. — 3° *Temps* : Rapprochement des deux extrémités suturées.

De plus, elle reporte, loin du *locus minoris resistentiæ*, la réunion intestinale, c'est-à-dire une partie notable de l'acte opératoire, où peut se faire plus tard l'*infection*. Par suite, quand une récidive se produit malgré cela, celle-ci ne peut pas troubler à nouveau la circulation des matières, puisque, là où elle apparaît, il n'y a plus de tube digestif !

Au point de vue *opératoire*, elle est d'une exécution bien plus facile en général que les deux procédés précédents. En effet, il suffit, pour qu'elle soit possible, que l'intestin, au-dessous de la tumeur, soit *mobilisable* et puisse être amené en un autre point de l'abdomen. Or, en raison de la *longueur* du méso-côlon et de la facilité de *déplace-*

ment des principales parties du gros intestin, on n'éprouve que rarement des difficultés à agir ainsi, le cæcum étant éliminé bien entendu.

Prenons des exemples ; cela rendra plus claire notre description.

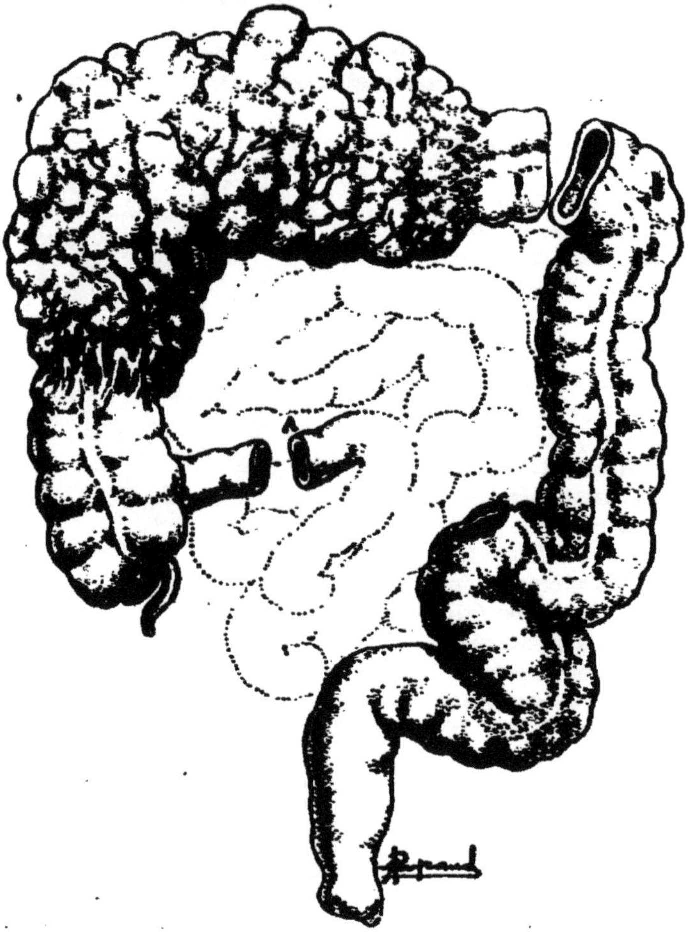

Fig. 44. — Tumeur du côlon ascendant et de la moitié droite du côlon transverse. — Résection de la fin de l'iléon, du cæcum, du côlon ascendant, et de la moitié droite du côlon transverse.

a) Supposons d'abord qu'il s'agisse de *résection du côlon ascendant*. En l'espèce, l'opération ne sera difficile que du côté du *cæcum*, qui est immobile d'ordinaire, quoique cela ne soit pas un fait constant (1). D'ailleurs je suis d'avis, dans les cas de tumeur du côlon ascendant, *d'enlever systématiquement le cæcum*.

Tout récemment, j'ai eu l'occasion de faire l'opération suivante

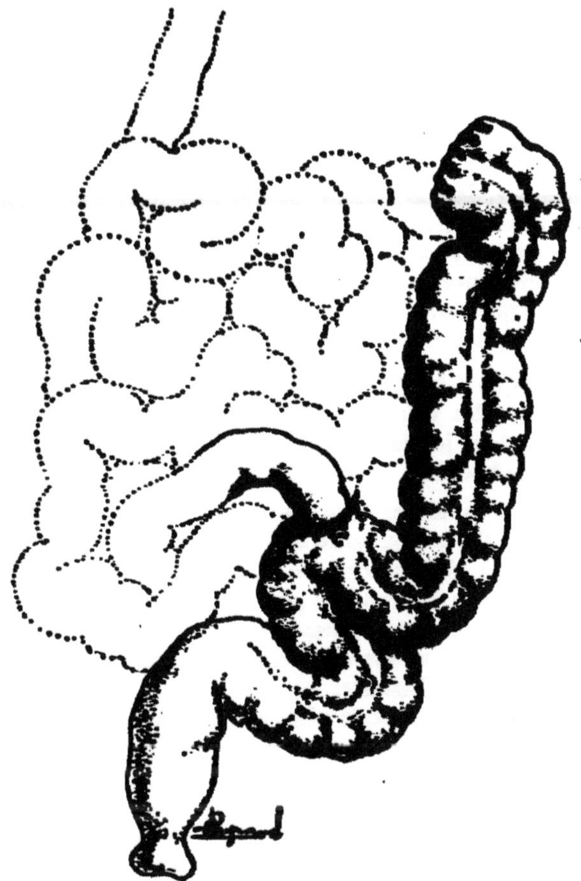

Fig. 22. — *Résection du cæcum et du côlon. — Entéro-anastomose par implantation simple dans l'S iliaque (iléo-sigmoïdostomie).*

dans un cas de *tumeur du côlon ascendant de l'angle colique droit, et de la moitié droite du côlon transverse*. J'ai *enlevé* la fin de l'*iléon*, sectionné à quinze centimètres de la valvule, *le cæcum* le

(1) Nous ne parlons ici de la résection du cæcum, car on n'aurait à déplacer que la fin de l'iléon : ce qui serait tout-à-fait aisé, l'intestin grêle étant absolument mobile, mais constitue en réalité une opération spéciale, qui rentre plutôt dans la catégorie suivante.

côlon ascendant, et la moitié du côlon transverse (*Fig.* 44). — Pour rétablir le courant intestinal, j'ai alors implanté le bout supérieur de l'iléon restant *dans l'S iliaque*, c'est-à-dire le plus loin possible du siège de la tumeur primitive, parce qu'il ne restait pour ainsi-dire plus de côlon transverse (*Fig.* 45).

Dans ce cas, le cæcum était *absolument sain* ; mais je l'ai enlevé cependant, au lieu de le laisser en place (ce qui aurait compliqué beaucoup l'opération), parce que j'estime qu'il ne sert à rien de le conserver, et qu'on évite ainsi une récidive, toujours possible, à son niveau.

Je crois que, dans la majorité des cas analogues, c'est ainsi qu'il faudra toujours procéder ; et je ne crains pas d'ériger dès aujourd'hui ce *modus faciendi* en méthode de choix, plus simple et plus efficace, et pas plus grave que la résection du côlon ascendant, avec conservation du cæcum sain. L'opération est facile et rapide ; et on n'a qu'un bout iléal à implanter dans l'S sigmoïde.

b) S'il s'agit du *côlon transverse*, l'opération est facile en général, car les deux angles du côlon sont assez aisément mobilisables ; et, dans presque tous les cas, il sera possible de rapprocher les deux parties du gros intestin.

c) Dans le cas de tumeur du *côlon descendant*, l'intervention est des plus aisées. J'ai eu l'occasion de l'exécuter, il y a déjà quelque temps, et avec un plein succès. La mobilisation du côlon ascendant et de la fin du côlon descendant a pu se faire avec tant d'aisance que j'ai pu les amener, non pas seulement au niveau du milieu du côlon tranverse, mais jusqu'au niveau du cæcum, traversant ainsi toute la largeur de la cavité abdominale.

Voici, au demeurant, le texte même de cette observation (1).

OBSERVATION.

[31 octobre 1902].

Tumeur du côlon descendant. — Résection du côlon. — Entéro-anastomose latérale du côlon descendant avec le côlon ascendant. — Guérison.

Mme R..., de Parthenay, âgée de 52 ans, s'est aperçue au mois d'avril 1902, de la présence d'une tumeur dans le flanc *gauche*. Quelques

(1) Ce cas a été cité dans la thèse de P. M. Lance (Étude clinique sur l'exclusion de l'intestin. Paris, 1903, in-8°, p. 113, n° 84).

semaines après, survenaient des *troubles digestifs*, caractérisés par des *douleurs abdominales très vives*, au moment de *l'ingestion des aliments*, de la diarrhée, de la perte de l'appétit. Disparition rapide des forces ; amaigrissement de 9 kilogr. en 5 mois ; pas de vomissements.

Au mois de septembre 1902, elle consulte un médecin, qui pose le diagnostic de *Tumeur de l'intestin*, et l'envoie au professeur Monprofit, à Angers.

OPÉRATION. — Le 31 octobre 1902. — Anesthésie (chloroforme). — Incision verticale *latérale*, en dehors du droit sur la tumeur.

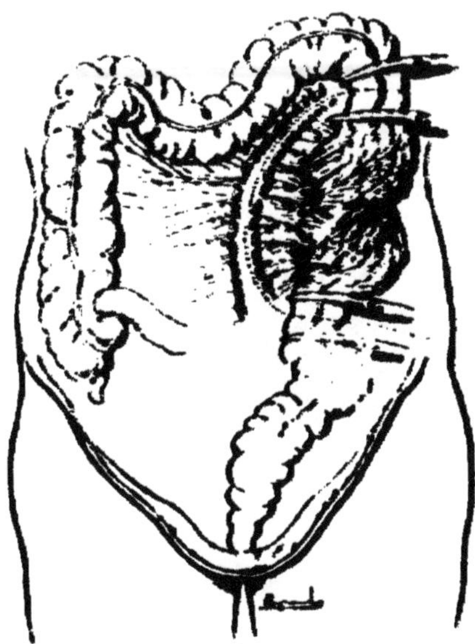

Fig. 45. — Résection du côlon descendant pour néoplasme malin. [Monprofit, 1902]. — Légende : La tumeur est isolée par des pinces à expression du reste de l'intestin et du méso-côlon, et prête à être enlevée.

L'abdomen ouvert, on constate que la tumeur siège sur la partie moyenne du côlon descendant, qu'elle présente le volume du poing, et qu'elle peut être enlevée.

L'épiploon est très adhérent à la tumeur, a abaissé le côlon transverse, le rapprochant du néoplasme ; on sent dans l'épaisseur de l'épiploon quelques ganglions infiltrés.

On commence par réséquer l'épiploon dans ses parties saines, et on en fait l'hémostase ; on procède ensuite à l'ablation du néoplasme.

Deux pinces élastiques sont placées à cinq centimètres au-dessous de la tumeur. Le bout inférieur est enveloppé dans une compresse aseptique et replié sur le côté de l'abdomen (*Fig. 46*).

Section du méso-côlon dans la zone correspondant à la tumeur. Hémostase.

Application de deux pinces en amont de la tumeur, et section de l'intestin à un bon travers de main, au-dessus du néoplasme.

Fermeture des deux orifices par un double surjet.

La continuité de l'intestin est rétablie de la façon suivante. La partie inférieure du côlon descendant est anastomosée, sur une longueur de 5 centimètres avec le côlon ascendant, par une suture latérale à quatre plans de surjets (*Fig.* 47).

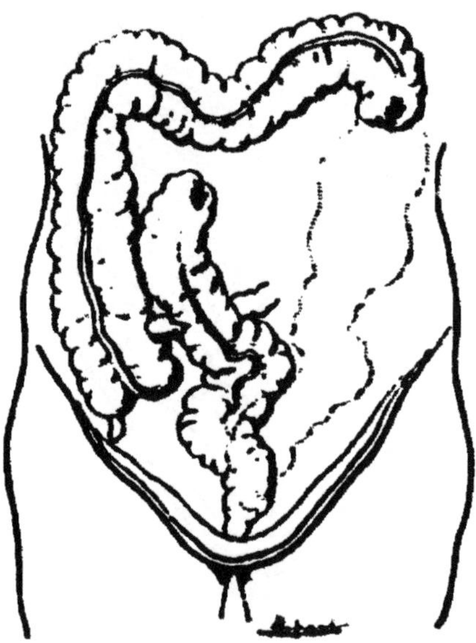

Fig. 47. — Résection du côlon descendant pour néoplasme malin [Mangredit, 1905. — Légende : 3° partie. *Plastie de l'intestin.* — Entéro-anastomose par abouchement latéral, avec exclusion des côlons transverse et ascendant.

On a donc exclu la partie supérieure du côlon ascendant, et le côlon transverse.

Toilette de l'abdomen. Surjet de fil fin sur le péritoine. Suture des parois musculaires et cutanées au crin de Florence.

Examen de la tumeur. — La tumeur présente à l'intérieur des ulcérations profondes, et la paroi intestinale est très amincie en quelques plans. Examen histologique : épithéliome cylindrique.

Les *suites opératoires* furent normales, et la convalescence simple et rapide. Les douleurs disparurent, l'appétit revint, et les selles se firent normalement. Au bout de 4 semaines, le poids avait remonté de

4 kgs 1/2, lorsque la malade rentra chez elle ; depuis, ses nouvelles sont excellentes (Lance).

Depuis que l'observation de cette malade a été publiée dans la thèse de Lance, j'ai eu des nouvelles plus récentes et voici ce que j'ai appris.

Cette malade a eu une récidive de son néoplasme, environ un an après la première intervention. Une tumeur volumineuse s'est reproduite dans le flanc gauche. Elle a recommencé à maigrir, à s'affaiblir ; et elle a finalement succombé à la cachexie cancéreuse. Or, et c'est sur quoi je veux insister d'une façon toute spéciale, j'ai su, par le confrère qui lui a donné ses soins éclairés jusqu'à la fin, que cette malade, dans la seconde phase de sa maladie, n'a jamais présenté le moindre trouble des fonctions intestinales, pas le moindre constipation; Elle a été à la selle facilement jusqu'à sa mort, et n'a, par conséquent, pas été reprise d'occlusion intestinale.

Il est donc certain que le nouvel abouchement fait par nous a persisté pendant toute la survie et a permis un cours normal des matières.

La précaution de faire une anastomose loin, très loin du siège primitif du mal, peut donc, *même en cas de récidive de la tumeur, nous mettre à l'abri des accidents d'occlusion.*

B. — *Entéro-anastomose par implantation.*

J'ai dit que l'*entéro-anastomose par implantation* peut être *simple* ou *double.*

1° *Implantation simple.* — L'*implantation simple* est bien connue et cela depuis longtemps, puisqu'elle remonte à Senn et surtout à Jessel. Ce n'est en somme qu'une intermédiaire entre l'opération je viens de décrire et celle que je vais signaler, car d'ordinaire cette implantation est presque toujours faite de telle façon qu'il y a exclusion d'une partie du gros intestin. Mais, comme cela n'est pas constant, il faut distinguer :

a) L'*implantation simple sans exclusion,* où l'implantation est faite au niveau même de la résection.

b) L'*implantation simple, avec exclusion* plus ou moins considérable.

En réalité, il y a tous les intermédiaires possibles entre ces deux types, car la distance du point de résection peut varier de 0 à une longueur égale à celle du gros intestin extra-pelvien.

Mais, d'ordinaire, on laisse toujours une certaine distance entre le point sectionné et fermé en cul-de-sac et l'implantation, car il est, en pratique, impossible que cette distance devienne égale exactement à zéro.

En tout cas, aujourd'hui, il faut toujours préférer, dans les cas de *tumeur maligne* surtout, et en particulier dans le cancer du cæcum, dont une figure ci-jointe donne le type (*Fig.* 48), l'implantation

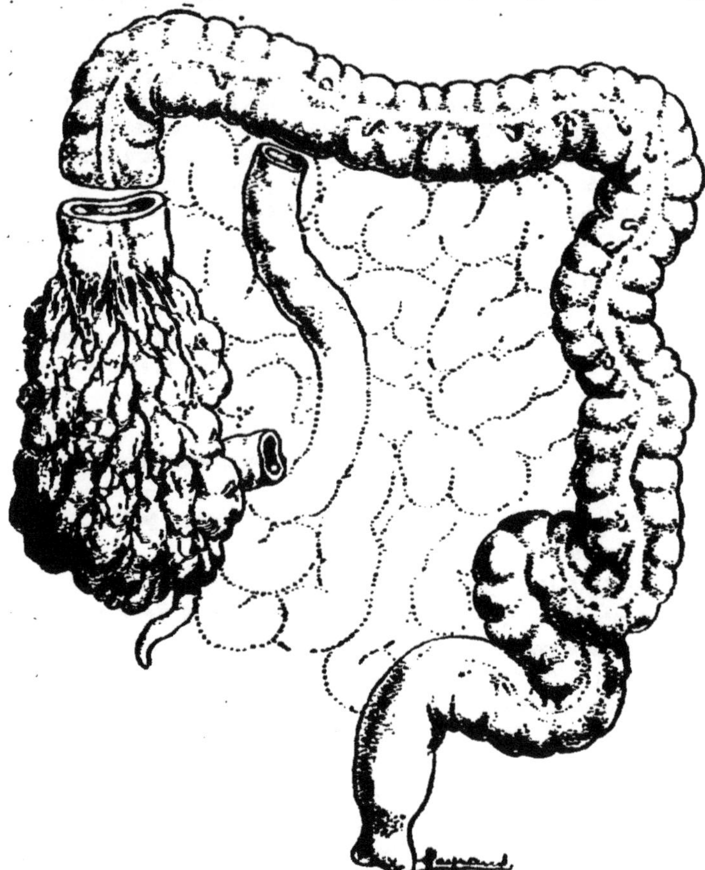

Fig. 48. — Cancer du cæcum. — *Résection.* — La tumeur a été isolée par deux sections : une sur l'iléon ; l'autre sur le côlon ascendant. — On va pratiquer une entéro-anastomose par implantation, avec exclusion de l'angle colique droit et d'un bon tiers droit du côlon transverse.

simple *avec exclusion* notable, et reporter l'anastomose jusqu'au niveau du côlon transverse (*Fig.* 49).

De cette façon, en effet, s'il y a récidive sur place de la tumeur, la bouche nouvelle ne sera pas atteinte trop rapidement par la néoformation ; et le malade pourra mourir de cachexie peu à peu, sans avoir à redouter les terribles accidents d'une nouvelle occlusion intestinale.

On peut donc dire que ce *modus faciendi* retarde l'échéance du mal dans les cancers très malins, à évolution locale très rapide.

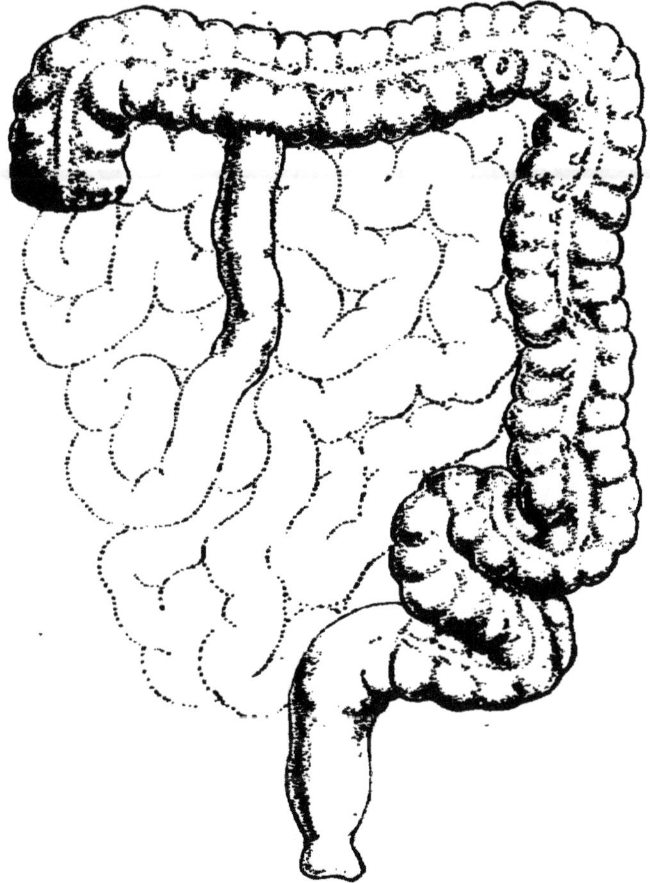

Fig. 20. — Entéro-anastomose par implantation simple ou excision de l'angle colique droit et du tiers droit du côlon transverse. — Opération terminée.

2° *Implantation double.* — L'entéro-anastomose par *implantation double* est le procédé qui m'est absolument personnel et que j'ai décrit, dès octobre 1903, au *Congrès français de Chirurgie.*

Je n'y insisterai pas ici, car je lui ai consacré plus haut un long mémoire, et son principe est aujourd'hui bien connu. Je me borne à rappeler seulement qu'on peut lui donner le nom *Tout à l'égout*, de *Tout à l'intestin*, ou plutôt *d'Exclusion avec drainage à l'intestin.*

Dans le cas particulier qui nous occupe, l'exclusion ne s'applique

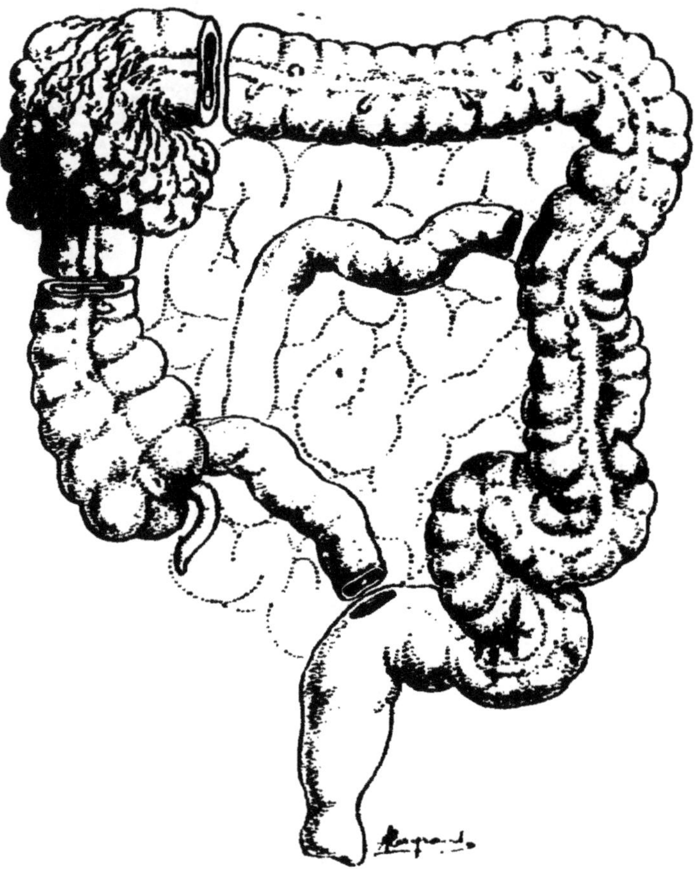

Fig. 50. — Tumeur cancéreuse de l'angle du côlon ascendant. — *Résection.* — Le néoplasme a été isolé par une double section intestinale, portant sur les côlons ascendant et transverse. L'intestin grêle a été sectionné notablement en amont du cæcum ; et l'anastomose par implantation double est préparée.

évidemment qu'à de *l'intestin sain*, tandis que, lorsqu'on ne fait pas de résection, elle s'applique à de l'intestin *malade.* Aussi n'a-t-elle pas le même intérêt ni la même importance que dans les cas cliniques qui relèvent de notre premier mémoire. Mais elle n'en est pas moins nécessaire, toutes les fois qu'on n'opère pas sur le cæcum et qu'on n'enlève pas cet organe.

Cette seule réflexion montre que ce procédé doit varier suivant les régions sur lesquelles on intervient. Aussi je crois nécessaire d'envi-

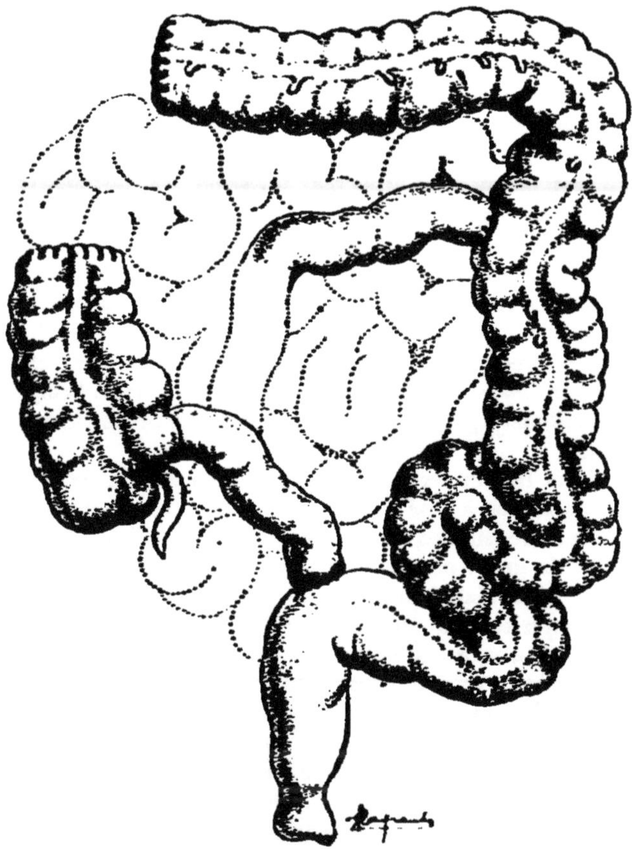

Fig. 54. — *Résection de l'angle du côlon ascendant.* — *Entéro-anastomose par implantation double terminée.* — *Drainage du cæcum à l'S iliaque par l'intestin grêle.*

sager successivement les divers cas qui peuvent se présenter ; et c'est ce que je vais faire maintenant.

A) *Tumeur du cæcum.* — Dans les faits de *résection du cæcum*, l'implantation double n'est, en effet, pas de mise ; et, dans ce cas particulier, elle se réduit forcément à une implantation simple, puisque l'une des sections intestinales porte sur l'intestin grêle. Je n'insiste pas ; les *Fig.* 48 et 49 parlent assez d'elles-même. L'opération est tellement simplifiée par l'ablation du cæcum et de la partie terminale de l'iléon qu'il ne faut pas hésiter à sacrifier le cæcum dans l'ablation d'une tumeur du côlon ascendant.

Ce qui revient à dire que l'implantation double n'a pas sa raison d'être quand on intervient sur le cæcum et qu'il faut se borner là faire l'*iléo-colostomie.*

b) *Tumeur du côlon ascendant.* — Il n'en est plus de même quand on opère pour une tumeur de la partie supérieure du côlon ascendant.

Là, en effet, on laisse en place tout le cæcum, en sectionnant de chaque côté du néoplasme (*Fig.* 50).

Comme on ne peut pas ici mobiliser le cæcum, qui n'a pas de méso, pour aller l'aboucher au côlon transverse, et rétablir la continuité intestinale, force est bien de le laisser tranquille. On en est alors réduit soit à *mobiliser* le *transverse* pour l'amener près du cæcum (ce qui nous ferait rentrer dans l'entéro-anastomose par abouchement latéral), soit à *utiliser l'intestin grêle* très mobile : ce qui permet l'emploi de l'entéro-anastomose par implantation, c'est-à-dire de l'ancienne iléo-colostomie.

Mais si, au lieu de sectionner l'intestin grêle près du cæcum et de pratiquer la section à côté de la valvule de Bauhin, on reporte à une vingtaine de centimètres en *amont* la dite section de l'iléon, on obtient deux bouts du grêle, dont le supérieur sert à rétablir la circulation intestinale, et dont l'inférieur peut être inséré dans l'S iliaque (*Fig.* 50).

Le bout supérieur peut être implanté dans le côlon transverse, soit plus bas. Il n'y a aucun inconvénient à reporter cette implantation le plus loin possible, c'est-à-dire jusque même dans le côlon descendant, car il importe peu qu'on exclue un centimètre ou quinze centimètres du *gros intestin* (*Fig.* 51).

Cette exclusion considérable d'une partie saine du côlon a l'avantage de *déplacer au maximum la nouvelle bouche et de parer aux inconvénients de la récidive cancéreuse locale,* cela de la façon la plus parfaite.

Elle a encore l'avantage de reporter l'implantation sur un intestin de calibre normal, car, à une distance rapprochée de la tumeur, l'extrémité est toujours *rétrécie,* puisqu'elle correspond au côté d'aval du rétrécissement cancéreux.

Tant qu'au bout inférieur, comme il est exclusivement destiné à drainer dans l'intestin une partie actuellement saine, mais susceptible d'être malade un jour, lors d'une récidive toujours possible, on doit faire son implantation le plus bas qu'on le peut, c'est-à-dire dans l'S iliaque elle-même (*Fig.* 51). Cette anastomose n'est en effet destinée qu'à créer une voie de dérivation aux sucs intestinaux, qu'à amener l'a-

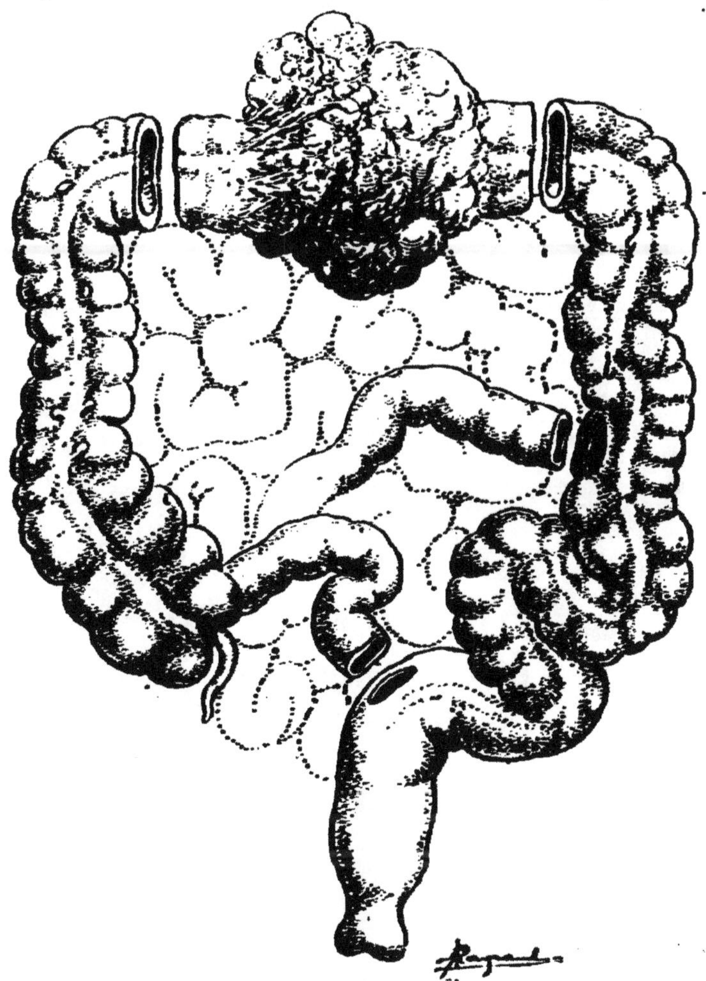

Fig. 52. — Tumeur du côlon transverse. — Résection. — Entéro-anastomose par implantation double préparée.

trophie de la portion exclue de l'intestin, et n'est pas utilisée pour la digestion.

Il n'y a pas, dans cette circonstance, ni dans les cas suivants à se préoccuper de la valvule de Bauhin et de sa perméabilité. Il est certain qu'elle laissera toujours passer facilement les mucosités de cette partie d'intestin isolée, plus ou moins saine.

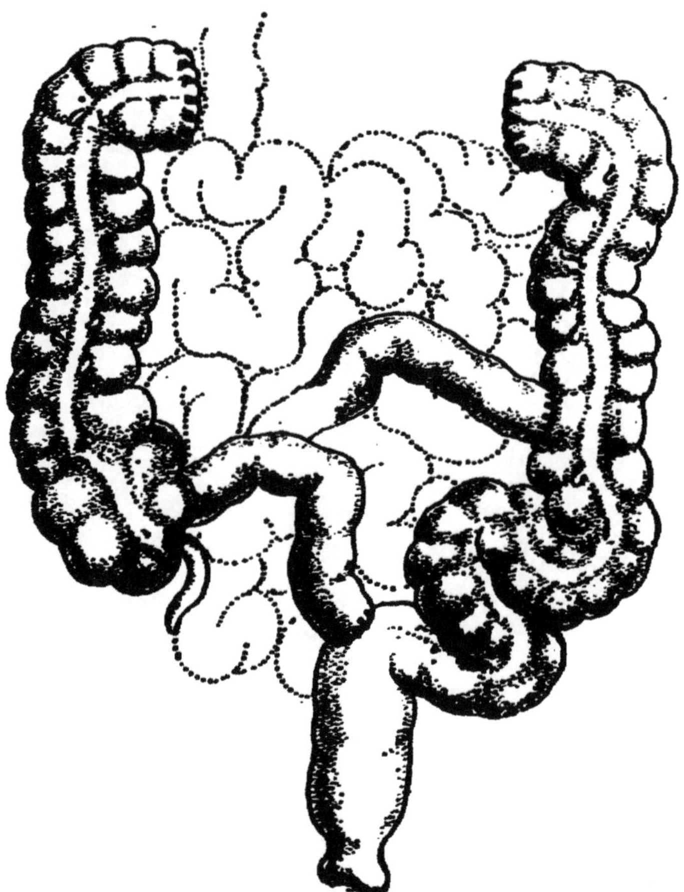

Fig. 38. — *Résection du côlon transverse.* — Entéro-anastomose par implantation double avec exclusion du côlon ascendant et du cæcum d'une part, des deux tiers supérieurs du côlon descendant d'autre part.

c) *Tumeur du côlon transverse.* — Les choses se simplifient beaucoup, étant donné ce que nous venons de dire, quand on a affaire à un cancer du côlon transverse.

Certes l'entéro-anastomose franchement latérale est possible, avec ou sans exclusion d'intestin sain, au niveau du côlon ascendant et descendant ; mais la méthode d'implantation donne bien plus de garanties au cas de récidive.

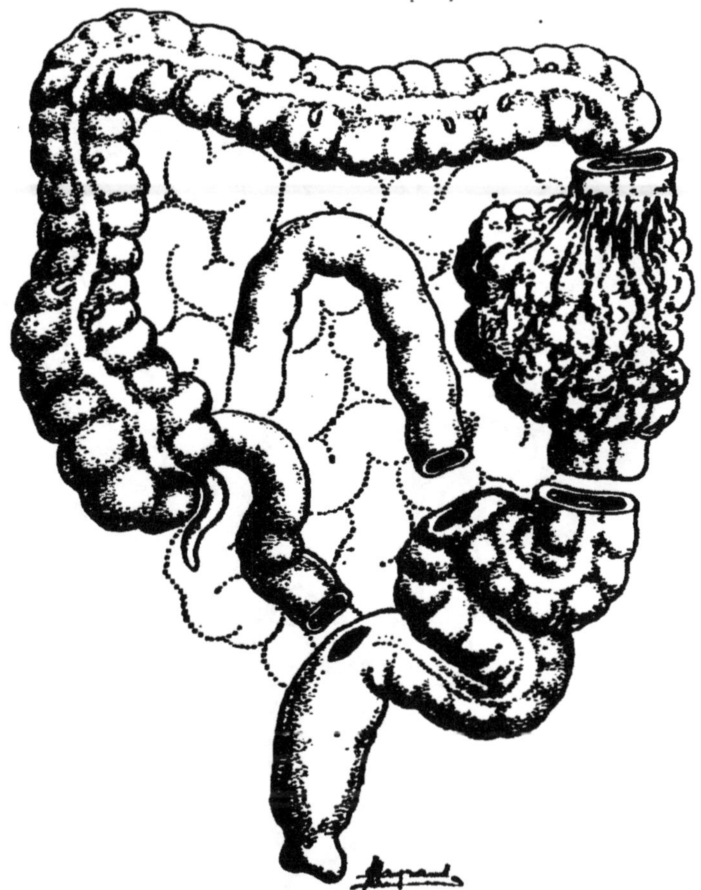

Fig. 51. — Tumeur du côlon descendant. — Résection. — Entéro-anastomose par implantation double préparée

Si l'on suppose une tumeur centrale sur le côlon transverse (*Fig.* 52), l'implantation double se pratiquera exactement comme dans le cas précédent, après section du gros intestin des deux côtés du néoplasme, et section de l'intestin grêle. Le bout supérieur sera fixé autant que possible vers le milieu du côlon descendant, pour ne pas trop exclure du gros intestin.

Quand au bout inférieur, il sera implanté exactement de la même façon que je l'ai dit plus haut (*Fig.* 53).

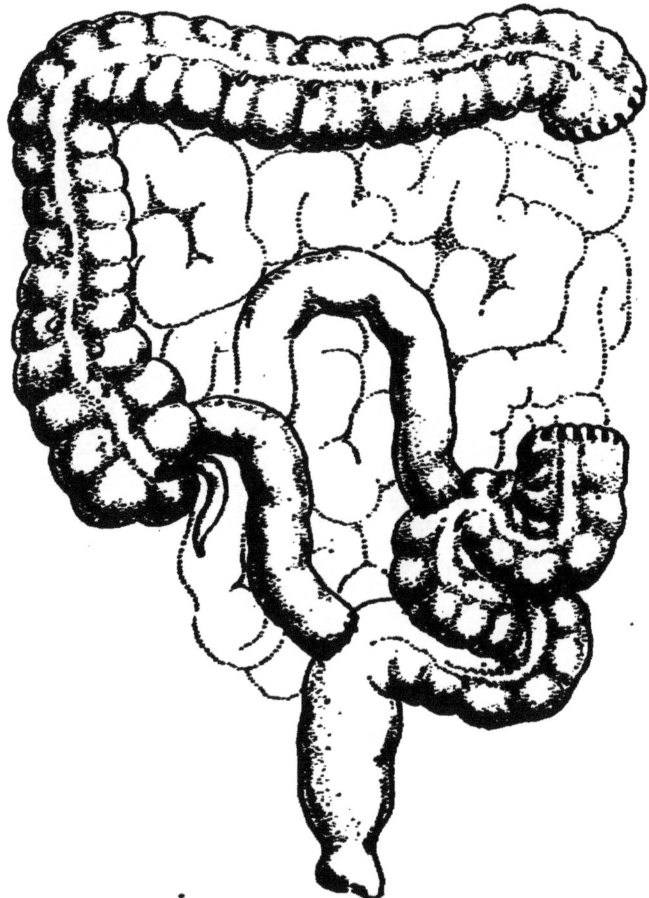

Fig. 53. — *Résection du côlon descendant.* — *Entéro-anastomose par implantation double parallèle terminale, avec exclusion du côlon transverse et ascendant et du cæcum d'une part, du tiers inférieur du côlon descendant d'autre part.*

d) *Tumeur du côlon descendant.* — L'opération est évidemment à peu près la même quand il s'agit d'une tumeur du côlon descendant (*Fig.* 54). Une fois la résection faite, on pourrait facilement aboucher le côlon transversal et l'anse oméga, très mobiles, par abouchement latéral. Mais on peut aussi recourir à l'implantation double.

Il suffit de descendre le point où l'on implante le bout supérieur et

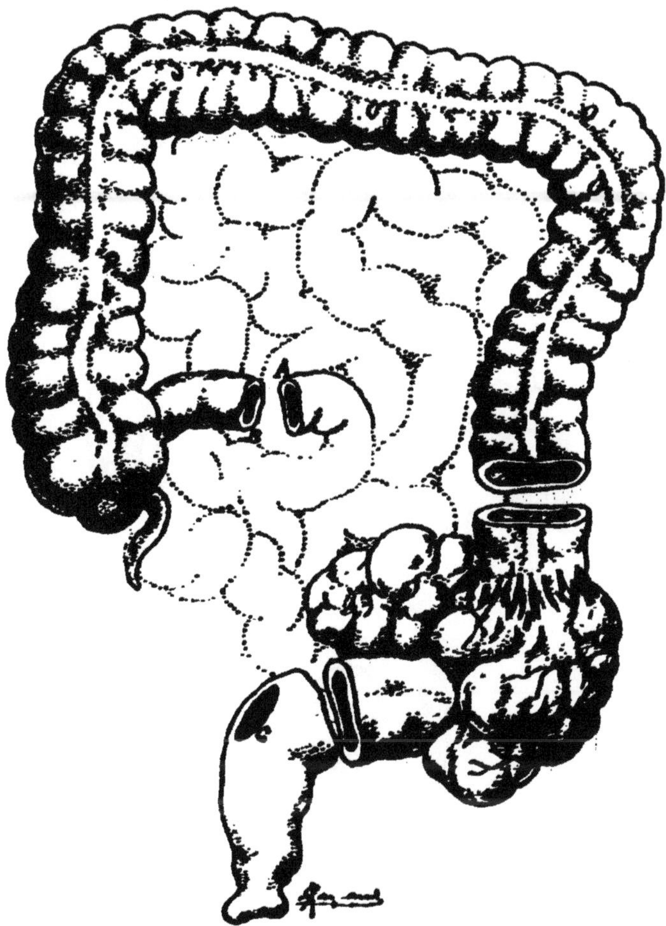

Fig. 54. — Tumeur de l'anse sigmoïde. — Résection du néoplasme.

de le placer à l'union du côlon descendant avec l'anse sigmoïde. Quant au bout inférieur, son implantation est exactement la même que dans les cas précédents (*Fig.* 54).

En procédant ainsi, on a, ici comme dans les deux alternatives étudiées ci-dessus, une très longue partie de gros intestin exclue (*Fig.* 53), du côté du cæcum.

Il serait facile de combiner encore une autre implantation latérale,

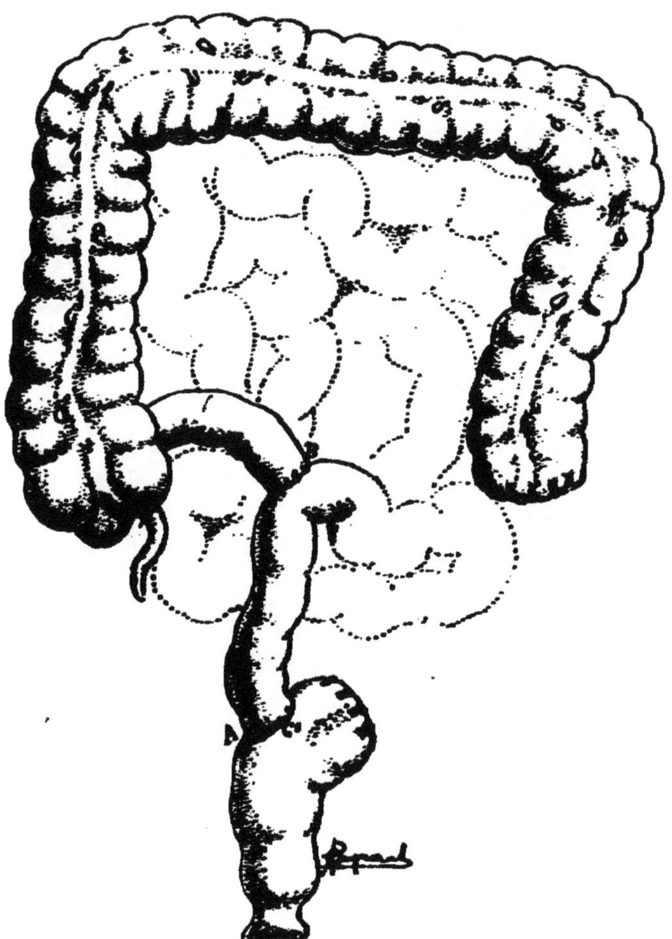

Fig. 57. — *Résection de l'anse sigmoïde.* — *Entéro-anastomose par implantation double en en Y avec iléon sur iléon et exclusion des côlons en totalité.*

manœuvre qui assurerait l'évacuation de la partie exclue. Il suffirait, en effet, de sectionner le grêle, près du cæcum, et de reporter son insertion du cæcum en un autre point, comme par exemple au milieu du côlon transverse ou à l'angle colique droit. C'est d'ailleurs là une manière de faire que nous avons signalée dans notre premier mémoire, et qui est destinée à parer à la présence de la valvule.

En opérant ainsi, on a l'avantage de pouvoir faire un large exérèse des néoplasmes, sans se préoccuper en aucune façon de rapprocher les deux bouts intestinaux sectionnés. Dans les conditions on fait toujours une meilleure ablation des tumeurs malignes ; la préoccupation de réunir pour fermer une plaie, ou de rapprocher les extrémités viscérales sectionnées, empêche toujours de tailler assez largement les tissus autour des tumeurs.

Pour l'intestin nous avons heureusement dans la grande majorité des cas assez d'étoffe pour pouvoir anastomoser très loin de l'ablation de la tumeur. C'est un immense avantage dont il faut savoir profiter.

e) *Tumeur de l'S iliaque*. — Soit maintenant à enlever une tumeur maligne de l'anse sigmoïde. On peut procéder de deux façons différentes. Dans quelques cas. on interviendra exactement comme dans le cas précédent (*Fig.* 56 et 57); mais, dans d'autres, il vaudra peut-être mieux opérer autrement. En effet, la double implantation devant se faire dans ces circonstances tout à fait au niveau du côlon pelvien, les deux bouts étant placés l'un au-dessus de l'autre, il est possible qu'on ne dispose pas d'une place suffisante pour bien pratiquer, dans la profondeur, des sutures intestinales ; ou bien que cette manière de faire expose à une anastomose trop bas située. Alors on tournera la difficulté de la; façon suivante. La résection intestinale. faite, on fixera seulement le bout *supérieur* de l'*iléon* dans l'anse sigmoïde au niveau du bassin, et implantera sur cet iléon supérieur lui-même le bout inférieur de l'intestin grêle (*Fig.* 58).

On peut donner à cette variété d'entéro-anastomose avec exclusion, le nom d'entéro-anastomose par implantation double *en Y*, par opposition à la variété étudiée plus haut, qui peut porter celui de *parallèle*, les deux bouts de l'iléon restant distincts et presque parallèles au niveau de l'implantation sur le gros intestin. On pourrait d'ailleurs utiliser l'iléon pour remplacer un segment plus ou moins long de rectum et éviter encore, dans ce cas, l'établissement d'un anus artificiel ce qui doit toujours être notre but ; peut-être serait-il même possible de faire descendre le bout iléal jusqu'à l'anus pour suppléer la totalité du rectum.

CONCLUSION.

La résection du gros intestin, suivie d'un drainage intestinal, dans les cas d'entérorrhaphie par implantation est donc une méthode applicable dans tous les points du tube digestif sous-cæcal. Elle me paraît le procédé opératoire de choix à préconiser désormais dans les cas de *tumeurs malignes* de cette partie du canal, alimentaire, parce qu'elle rend la *récidive*, souvent inévitable, sans action *sur la circulation des matières digestives*, et par suite constitue un très réel progrès sur les anciennes techniques de résection des côlons.

J'ai donc conscience d'avoir, en imaginant cette méthode nouvelle, trouvé un moyen, plus efficace et plus sûr que les précédents, de traiter, sinon de guérir, les cancers du gros intestin, c'est-à-dire d'avoir atteint, en partie du moins, le but de mes recherches.

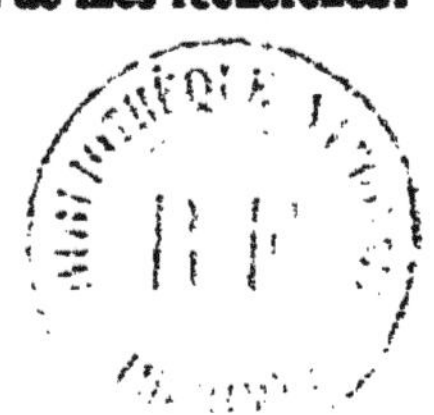

INSTITUT DE BIBLIOGRAPHIE

IMPRIMERIE : LE MANS (Sarthe).

LA
GASTRO-ENTÉROSTOMIE

HISTOIRE GÉNÉRALE, MÉTHODES OPÉRATOIRES

LES CENT CINQUANTE PREMIÈRES OPÉRATIONS
DE LA CLINIQUE CHIRURGICALE D'ANGERS

PAR

A. MONPROFIT

Professeur de Clinique chirurgicale à l'École de Médecine,
Chirurgien de l'Hôtel-Dieu d'Angers,
Membre correspondant de la *Société de Chirurgie*,
Lauréat de l'Institut (*Académie des Sciences* : Prix Mège, 1903).

AVEC 300 FIGURES DANS LE TEXTE

PARIS
INSTITUT INTERNATIONAL DE BIBLIOGRAPHIE SCIENTIFIQUE
93, BOULEVARD SAINT-GERMAIN, VIᵉ

1903

PRÉFACE

——

La Chirurgie de l'Estomac est l'une des parties de notre art qui ont fait, dans ces années dernières, les plus grands progrès et pris la plus grande extension. On peut dire que les affections chroniques de cet organe sont devenues complètement CHIRURGICALES; *et nul autre traitement que ce traitement chirurgical n'est vraiment efficace contre elles. Quelle raison y a-t-il de traiter chirurgicalement les affections de l'œsophage, celles de l'intestin grêle, du gros intestin, du rectum, et de réserver pour l'estomac les illusoires traitements médicaux ?*

Les débuts de la chirurgie stomacale ont été des plus pénibles. Nous n'avions à soigner que des cancéreux moribonds; il était bien difficile, avec de tels sujets, d'avoir de brillants résultats immédiats et éloignés. Lorsque tous les moyens médicaux et autres étaient épuisés, lorsque le temps et la maladie avaient fait leur œuvre, on envoyait voir si le chirurgien voulait bien achever la destruction déjà si bien commencée !

Nous avons aujourd'hui la satisfaction de recevoir dans nos salles d'opérations des malades qui ne sont pas encore tout à fait des cadavres, qui ne sont pas encore des cancéreux, et pour lesquels nous pourrons vraiment faire quelque chose d'utile.

Le nombre des cancéreux va diminuant ; celui des ulcéreux va augmentant ; et la renommée de la chirurgie gastrique s'en ressent nettement.

.·.

J'ai choisi comme l'un de mes premiers sujets d'étude, parmi les opérations de la chirurgie stomacale, celle qui, à mon sens, est la plus merveilleuse, et celle que nous pratiquons pour ainsi dire journellement : la Gastro-entérostomie.

La Gastro-entérostomie est appelée, je pense, à être faite de plus en plus fréquemment ; ses résultats sont incomparables, dans les cas où elle est vraiment indiquée, et sa bénignité est telle que je ne puis vraiment la comparer qu'à une opération de chirurgie courante. Je crois qu'elle peut se faire, et qu'elle se fera dans l'avenir avec autant de facilité, autant de sécurité, et autant de succès qu'une simple, bénigne et facile cure radicale de hernie. Mais ses résultats sont autrement brillants, puisqu'elle amène le plus souvent la guérison de troubles fort inquiétants, et, dans beaucoup de cas, une véritable et persistante résurrection !

Mais, pour obtenir ces bons résultats, il faut choisir un bon manuel opératoire, se rompre à sa pratique, apprendre à coudre vite et bien ! On verra, par la lecture des pages qui suivent, que je suis resté suturiste convaincu et anti-boutonniste déterminé ; que je suis partisan résolu des procédés en Y qui dérivent de celui de Roux (de Lausanne). Ceux qui voudront bien suivre le même chemin n'auront pas à s'en repentir, et ils obtiendront des résultats qui les surprendront, si bien préparés qu'ils soient à voir des merveilles !

Ayons foi dans notre art ! Travaillons et retournons sans cesse son champ inépuisable ! J'ai pour ma part trouvé un regain d'intérêt à la chirurgie depuis que je me suis lancé dans les interventions gastro-intestinales ; et j'ai éprouvé à écrire ce petit volume autant de plaisir et de délassement qu'à faire le plus charmant voyage. J'y ai oublié les fatigues d'un service hospitalier accablant, d'une lourde clien-

. tèle, et, par dessus tout, les mensonges et les tracasseries que les
ignorants et les sots ne ménagent guère à ceux qui travaillent.

Mais les obstacles qui me sont opposés par la mauvaise foi,
et la bêtise, loin d'abattre mon ardeur, l'excitent à de nouveaux
efforts. Nous travaillerons assez, que les incapables nous lais-
sent en paix faire notre œuvre !

.·.

Les résultats d'une pratique déjà longue en chirurgie stomacale m'ont servi de point de départ dans ce travail ; ils
ont déjà été en partie publiés dans les travaux de mes élèves,
que j'ai plaisir à citer ici :

Dr CANONNE (Albert). *Etude des procédés opératoires pour
rétablir la continuité du tube digestif après la gastrectomie
partielle.* 8°, Paris 1899, n° 560, 64 p.; — Dr TURLAIS
(Constant). *Sur le traitement chirurgical de l'ulcère simple
d'estomac,* 8°, Paris, 1900, n° 11, 80 p.; — Dr POUSSIN (Octave).
De la Gastro-entérostomie en Y. 8°, Paris, 1903, n° 244,
124 p.; — Dr KIEFFER (A.). *Contribution à l'étude des complications de la Gastro-entérostomie et des moyens de les éviter.*
8°, Paris, 1903, n° 322, 99 p.

.·.

Je n'aurais pu mener à bien cette publication, non plus que
les précédentes, si je n'avais eu à ma disposition les immenses
ressources de l'Institut de Bibliographie, que je me félicite
d'avoir fondé, il y a six ans, avec quelques camarades, et qu'a
si bien créé, organisé et dirigé notre savant ami Marcel
BAUDOUIN.

Je suis heureux de pouvoir le remercier ici du concours si
dévoué et si éclairé qu'il ne cesse de nous prêter. Son ardeur
infatigable, sa science éprouvée, ont fait de lui notre meilleur
et notre plus précieux collaborateur. C'est un juste hommage
qu'il m'est bien agréable de lui rendre ici.

A. MONPROFIT.

TRAVAUX ANTÉRIEURS

Sur un cas de choroïdite maculaire d'origine syphilitique. *Arch. d'Opht.*, 1885, iv, 138-142.

Endocardite ulcéreuse. *Bull. Soc. anat. de Paris*, 1885, 4. s., x, 43.

Etude chirurgicale sur les inflammations des organes génitaux internes de la femme; salpingites et ovarites. Thèse de doctorat, Paris, 1888, n° 181, 4°, 140 p.

Mission du ministère de l'Instruction publique en Suisse, Autriche et Allemagne afin d'étudier le fonctionnement de l'enseignement chirurgical dans ces pays, 1888.

Rapport au ministère de l'Instruction publique sur la dite mission, 1889.

Kyste du ligament large; laparotomie, guérison. *Bull. Soc. de Méd. d'Angers*, 1889, n. s., xvii, 2° sem., 24-28,

Rupture traumatique de l'urètre; infiltration d'urine; sphacèle étendu du scrotum; uréthrotomie externe; guérison. *Bull. Soc. de méd. d'Angers*, 1890, n. s., xviii, 1er sem., 32-37.

Etranglement interne par bride; laparotomie; guérison. *Assoc. franç. de Chir.* Proc.-verb. [etc.], Paris, 1891, v, 531-537.

Laparotomie pour occlusion intestinale; guérison. *Rev. de Chir.*, Paris, 1891, xi, 405.

Luxation complexe, en arrière, de l'articulation métacarpo-phalangienne du cinquième doigt : irréductibilité ; arthrotomie; réduction ; guérison complète. *Arch. prov. de Chir.*, Paris, 1892, i, 112-114.

Grossesse extra-utérine de trois mois et demi; laparotomie; guérison. *Bull. et Mém. de la Soc. de Chir. de Paris*, 1893, xix, 154.

Première guérison en Anjou d'un cas de croup traité par la sérothérapie, selon la méthode de Roux. [En collaboration avec M. Cordon]. *Anjou méd.*, Angers, 1894, nov., n° 1, 2-8.

Sur les tractions rythmées de la langue. *Anjou méd.*, Angers, 1894, déc. n° 2, 26-28.

De la grossesse extra-utérine. Diagnostic et traitement. *Anjou méd.*, Angers, 1895, fév., n° 4, 63-68.

Symphyséotomie. Deux observations. *Anjou méd.*, Angers, 1895, juin, n° 8, 141-152.

Opération césarienne et myomectomie. *Arch. prov. de Chir.*, Paris, 1895, iv, 637-640.

Opération césarienne et myomectomie. *Anjou méd.*, Angers, 1895, sept., n° 11, 192-195.

Mort de Pasteur. *Anjou méd.*, Angers, 1895, sept., n° 11, 189-191.

Cancer du rectum; ablation par la voie sacrée; fermeture secondaire de l'anus sacré; abaissement et fixation du rectum au niveau de l'anus normal. *Bull. et Mém. Soc. de Chir. de Paris*, 1895, n. s., xxi, 702-705.

Cancer du rectum; ablation par la voie sacrée; fermeture secondaire de l'anus sacré; abaissement et fixation du rectum au niveau de l'anus normal. [Repr.]. *Arch. prov. de Chirurgie*, Paris, 1895, iv, 749-753, 3 fig.

Physiologie pathologique de l'augmentation de volume du rein et de la polyurie dans les crises d'hydronéphrose intermittente. [Discussion]. *Ass. franc. d'Urologie*, Paris, 1896, oct. 22-24.

A propos des boutons anastomotiques. [Discussion]. *Ass. fr. d. Chir.*, Proc. verb. [etc.], Paris, (X° Congr.), 1896, p. 432.

Rupture traumatique du rein gauche atteint d'hydronéphrose intermittente; néphrectomie lombaire; guérison. *Assoc. franc. de Chir.*, Proc. verb. [etc.], Paris, 1896, x, 519-523.

Hystérectomie abdominale avec conservation partielle de l'utérus. [Discussion]. *Ass. franc. d. Chir.*, Proc. verb. [etc.], Paris, (X° Congr.), 1896, p. 884.

Cancer du rectum. Ablation par la voie sacrée. Fermeture secondaire de l'anus sacré. *Anjou méd.*, Angers, 1896, janv., n° 15, 265-270, 3 fig.

La nouvelle table d'opérations du D' Maurice Péraire. *Anjou méd.*, Angers, 1896, juin, n° 20, 342-347, 5 fig.

Les salles d'opérations. *Anjou méd.*, Angers, 1896, sept., n° 23, 396-398.

Résection à froid de l'appendice iléo-cæcal. *Anjou méd.*, Angers, 1896, déc., n° 26, 449-451.

La clinique chirurgicale d'Angers. *Arch. prov. de Chir.*, Paris, 1896, v, 161-167.

La clinique chirurgicale d'Angers. [Repr.]. *Anjou méd.*, Angers, 1896, avril, n° 18, p. 309-316, 4 fig.

Discours aux obsèques du D' Boissin. *Arch. prov. de Chir.*, Paris, 1896, v, 313-314.

Double valve abdomino-vaginale pour laparotomie. *Ass. franc. d. Chir.*, Proc. verb. [etc.], Paris, (XI° Congr.), 1897, p. 937.

Double valve abdomino-vaginale pour laparotomie. [Repr.]. *Arch. prov. de Chir.*, Paris, 1897, vi, 614-617, 3 fig.

Double valve abdomino-vaginale pour laparotomie. [Repr.]. *Bull. et Mém. Soc. de Chir. de Paris*, 1897, xxiii, 405-407.

Double valve abdomino-vaginale pour laparotomie. [Repr.]. *Anjou méd.*, Angers, 1897, déc., n° 38, 680-684, 3 fig.

Hystérectomie abdominale totale pour tumeurs de l'utérus. *Ass. franc. de Chir.*, Proc.-verb. [etc.], Paris, (XI° Congr.), 1897, 882-887.

Hystérectomie abdominale totale. [Repr.]. *Anjou méd.*, Angers, 1897, janv., n° 27, 473-475.

Les salles d'opération de l'Hôtel-Dieu. *Anjou méd.*, Angers, 1897, janv., n° 27, 475-476.

Résection partielle des maxillaires supérieurs. *Anjou méd.*, Angers, 1897, fév., n° 28, 489-490.

Castration abdominale totale pour salpingites suppurées. *Assoc. franc. de Chir.*, Proc.-verb. [etc.], Paris, 1897, xi, 923-927.

Obstruction du pylore par un calcul biliaire. *Bull. Soc. anat. de Paris*, 1897, LXXII, 488-492.

Résection du pylore pour sténose cicatricielle. *Bull. Acad. d. Méd.*, Paris, 1897, 3 s., xxxvii, p. 692.

La gastro-entérostomie par les sutures. *XII° Congr. de Chir.*, Paris, 1898, Proc. verb., 316-318.

Traitement des hernies gangrenées. *XII° Congr. de Chir.*, Paris, 1898, Proc. verb., 303-305.

Traitement des hernies gangrenées. [Repr.]. *Rev. méd.*, Québec, 1898-9, ii, 150.

A propos de l'hystérectomie par section médiane. [Discussion]. *XII° Cong. de Chir.*, Paris, 1898, Proc.-verb., 673.

Les troubles psychiques post-opératoires. [Discussion]. *Cong. d. méd. alién. et neurol. de France*, Angers, 1898, août, 1-7.

Résection du pylore pour sténose cicatricielle; guérison. *Arch. prov. de Chir.*, Paris, 1898, vii, 50-54.

Résection du pylore pour sténose cicatricielle; guérison. [Repr.]. *Anjou méd.*, Angers, 1898, v, 33-39.

Dezanneau (Alfred) [1832-1898]. Nécrologie. *Arch. prov. de Chir.*, Paris, 1898, VII, 443-446.

Gastrectomie partielle avec gastro-entérostomie en Y pour lésions bénignes du pylore. *Arch. prov. de Chir.*, Paris, 1898, VII, 455-465.

Gastrectomie et gastro-entérostomie. *Bull. et Mém. Soc. de Chir. de Paris*, 1898, n. s., XXIV, 282-288.

Obstruction du pylore par calculs biliaires [en collaboration avec M. Maugourd]. *Anjou méd.*, Angers, 1898, V, 1-7.

Hystérectomie abdominale totale pour tumeurs de l'utérus. *Anjou méd.*, Angers, 1898, V, 63-68.

Chirurgie de l'estomac et de l'intestin. *Anjou méd.*, Angers, 1898, avril, n° 4, 94-97.

Chirurgie de l'estomac. *Anjou méd.*, Angers, 1898, V, 120-126.

La gastro-entérostomie par les sutures. *Anjou méd.*, Angers, 1898, V, 284-287.

Hystérectomie abdominale totale. *XII° Cong. fr. de Chir.*, Paris, 1899, Proc.-verb., oct., 16-21, 208-210.

Hystérectomie abdominale totale pour fibromes compliqués de grossesse avant terme. *Rev. de Gyn. et de Chir. abd.*, Paris, 1899, n° 3, 393.

Hystérectomie abdominale totale pour fibromes compliqués de grossesse avant terme. [Repr.]. *Anjou méd.*, 1899, VI, 129-137.

Gastrectomie et gastro-entérostomie. *XIII° Cong. franç. de Chir.*, Paris, 1899, Proc.-verb., 386-389.

Résection de trois mètres dix centimètres d'intestin dans une cure radicale de hernie volumineuse. *XIII° Cong. de Chir.*, Paris, 1899, Proc.-verb., oct., 16-21, 427-428.

A propos du diagnostic de l'appendicite.   Discussion]. *XIII° Cong. fr. de Chir.*, Paris, 1899, Proc.-verb., 488.

Traitement des hernies gangrenées. *Anjou méd.*, Angers, 1899, VI, 1-3.

Luxation métacarpo-phalangienne du pouce. *Anjou méd.*, Angers, 1899, VI, 45-47; 69-75.

Le professeur Terrier, professeur de clinique chirurgicale à la Faculté de Médecine de Paris. *Anjou méd.*, Angers, 1899, VI, 249-250, 2 fig.

Traitement de l'ongle incarné par le nitrate de plomb (Procédé des Drs Chailloux et Tardif, de Longué, Maine-et-Loire). *Arch. prov. de Chir.*, Paris, 1899, VIII, 550-553.

Traitement de l'ongle incarné par le nitrate de plomb (Procédé des Drs Chailloux et Tardif, de Longué, Maine-et-Loire) [Repr.]. *Arsenal méd.-chir. contemp.*, Paris, 1900, VII, 45-49.

Gastro-entérostomie. *XIII° Cong. internat. de Méd.*, Sect. de Chir. gén., 1900, Paris, 1901, Compt. rend., 765-767.

Gastro-entérostomie. [Repr.]. *Arch. prov. de Chir.*, Paris, 1900, IX, 717.

De la myomectomie abdominale. *XIII° Cong. internat. de Méd., Sect. de Gynéc.*, 1900, Paris, 1901, Compt. rend., 134-137.

Gastrectomie et gastro-entérostomie. *Anjou méd.*, Angers, 1900, VII, 1-4.

Le traitement des rétrodéviations utérines. *Anjou méd.*, Angers, 1900, VII, 97-104.

Myomectomie conservatrice. [Discussion]. *Ann. de Gynéc. et d'Obst.*, Paris, 1900, LIV, 317-321.

Raccourcissement intra-abdominal des ligaments ronds. *Anjou méd.*, Angers, 1900, VII, 121-131, 4 fig.

Hôtel-Dieu d'Angers. Clinique chirurgicale. Chirurgie de l'estomac. *Anjou méd.*, Angers, 1900, VII, 267-276.

Chirurgie de l'estomac. [Repr.]. *Anjou méd.*, 1901, VIII, 12-15.

Myomectomie abdominale. *Gaz. méd. de Paris*, 1901, 348.

Greffe de l'ovaire. [Rev. gén.]. *Arch. prov. de Chir.*, Paris, 1901, X, 129-142, 2 fig.

Greffe de l'ovaire. [Rev. gén.] [Repr.]. *Anjou méd.*, Angers, 1901, VIII, 49-55; 73-76; 97-103.

Les opérations annexielles radicales par voie abdominale. *Arch. prov. de Chir.*, Paris, 1901, X, 513-540; 577-606, 14 fig.

Le professeur Douet. *Anjou méd.*, Angers, 1901, VIII, 121-124, 1 portr.

Le professeur Guignard. Nécrologie. *Anjou méd.*, Angers, 1901, VIII, 165-167, 1 portr.

Traitement chirurgical du cancer utérin. *Arch. prov. de Chir.*, Paris, 1902, XI, 630-632.

Traitement chirurgical du cancer utérin. [Repr.]. *Anjou méd.*, Angers, 1902, IX, 268-271.

Marsupialisation abdominale. *Gaz. méd. de Paris*, 1902, 353-355 ; 377-378.

Anesthésie par l'éther. [Discussion]. *XV° Cong. de Chir.*, Paris, Proc.-verb., 1902, 291.

Résultats fonctionnels des différents procédés de gastro-entérostomie. *XV° Cong. de Chir.*, Paris, Proc.-verb., 1902, 433-434.

De l'anus artificiel et de l'anastomose intestinale dans le traitement de certaines occlusions. *XV° Cong. de Chir.*, Paris, Proc.-verb., 1902, 638-643.

Myomectomie abdominale. *Anjou méd.*, Angers, 1902, IX, 25-28.

Une morille monstre. [En collaboration avec M. Labesse]. *Anjou méd.*, Angers, 1902, IX, 112-115, 1 fig.

Du cancer œsophagien. Gastrostomie. *Anjou méd.*, Angers, 1902, IX, 152-160.

De l'ablation des tumeurs malignes adhérentes aux gros vaisseaux du cou. *Anjou méd.*, Angers, 1902, IX, 181-184.

Traitement de l'appendicite. *Anjou méd.*, Angers, 1902, IX, 225-229.

Sur le traitement de l'appendicite. *Anjou méd.*, Angers, 1902, IX, 257-258.

Sur la division des urines. *Anjou méd.*, Angers, 1902, IX, 289-294, 5 fig.

Traitement de l'appendicite. [Discussion]. *Cong. belge de Chir.*, Brux., 1902-3, Compt. rend., 97-100.

Asepsie et antisepsie opératoires. [Discussion]. *Cong. belge de Chir.*, Brux., 1902-1903, Compt. rend., 77.

Sur la division des urines. *Anjou méd.*, Angers, 1903, X, 2-4, 3 fig.

De l'anus artificiel et de l'anastomose intestinale dans le traitement de certaines occlusions. *Anjou méd.*, Angers, 1903, X, 38-43.

De la résection du coude dans les luxations irréductibles et les fractures vicieusement consolidées de l'extrémité inférieure de l'humérus. *Anjou méd.*, Angers, 1903, X, 127-129.

Hémirésection du coude pour une luxation irréductible. [Discussion]. *Bull. et Mém. Soc. de Chir. de Paris*, 1903, XXIV, 354-356.

Chirurgie des ovaires et des trompes. Paris, I. B. S., 1903, 8°, XII-456 p., 260 fig. Couronnée par l'Institut (Académie des Sciences, Prix Mège, 1903).

Les opérations conservatrices sur la trompe (Mémoire récompensé par la Société royale des Sciences médicales et naturelles de Bruxelles). Paris, I. B. S., 1903.

Une nouvelle méthode d'exclusion : l'exclusion intestinale avec drainage par l'intestin. *Congrès français de Chirurgie*, 1903.

Un nouveau procédé de résection de l'humérus pour les traumatismes du coude. *Méd. d. Accid. du Travail*, Paris, 1903, I, n° 6, 193-197.

De la Gastro-entérostomie antérieure en Y. *Arch. prov. de Chir*, Paris, 1903, XII-457-466, 3 fig.

La burette chirurgicale. *Arch. prov. de Chir.*, Paris, 1903, XII, 594-595, 2 fig.

Transformation d'une gastro-entérostomie par abouchement latéral en gastro-entérostomie en Y. *Arch. prov. de Chir.*, Paris, 1903, XII, 649-662, 4 fig.

Sur une nouvelle série de gastro-entérostomies. Congrès franc. de Chir., Paris, 19-24 octobre. *Gaz. méd. de Paris*, 1903, 12 s., III, 361.

La gastro-entérostomie est-elle légitime chez les cancéreux ? *Gaz. méd. de Paris*, 1903, 12 s., III, 309-310, 1 fig.

La Gastro-entérostomie. Histoire générale, Méthodes opératoires. Les cent cinquante premières opérations de la clinique chirurgicale d'Angers. Paris, I. B. S., 1903, 8°, 376 p., 300 fig.

Chirurgie de l'intestin. Une nouvelle méthode d'exclusion. De l'exclusion intestinale avec drainage par l'intestin. *Arch. prov. de Chir.*, Paris, 1904, XIII.

Thèses faites dans le service du Professeur MONPROFIT, à Angers, et soutenues devant la Faculté de Médecine de Paris.

1901. — ROTER. — *Etude sur le chloroforme par petites doses.* — 8°, n° 334.

1901. — FRUCHAUD (Henri). — *Des luxations métacarpo-phalangiennes irréductibles des doigts en arrière. Pathogénie et traitement par l'arthrotomie à ciel ouvert.* — 8°, n° 22.

1896. — HARDOUIN (Maurice). — *Contribution à l'étude de la rétroversion de l'utérus gravide (Etiologie, diagnostic et traitement).* — 8°, n° 333.

1896. — COCARD (Maurice). — *Les traitements des kystes de l'ovaire pendant la grossesse et les suites de couches. Leur valeur relative.* — 8°, n° 210.

1897. — MAGOOURB (A. V.). — *Obstruction du pylore par calculs biliaires.* — 8°, n° 445.

1898. — ROGUET (Gustave). — *Etude sur les sarcomes de la paroi abdominale.* — 8°, n° 303.

1899. — BÉZIER (G.). — *Fractures à consolidation tardive et pseudarthroses. Traitements employés.* — 8°, n° 363.

1899. — MALÉCOT (Henri). — *Sur le traitement de la hernie gangrenée.* — 8°, n° 82.

1899. — PELLIER (Léon). — *Sur le traitement chirurgical du cancer du gros intestin (cæcum et rectum exceptés).* 8°, n° 264.

1899. — CASONNE (Albert). — *Etude des procédés opératoires pour rétablir la continuité du tube digestif après la gastrectomie partielle.* — 8°, n° 560, 64 p.

1899. — PASQUIER (Émile). — *De l'hystérectomie abdominale totale dans le cancer de l'utérus.* — 8°, n° 395.

1900. — JEANTY (Maurice). — *Quelques considérations sur le manuel opératoire de la cholédocotomie.* — 8°, n° 522.

1900. — LAMBRON (A.). — *Sur le traitement des rétrodéviations utérines par le raccourcissement intra-abdominal des ligaments ronds (procédé de Wylie).* — 8°, n° 360.

1900. — MORINIER (Victor). — *Sur la myomectomie abdominale.* — 8°, n° 597.

1900. — TURLAIS (Constant). — *Sur le traitement chirurgical de l'ulcère simple d'estomac.* — 8°, n° 11, 80 p.

1901. — PERROS (Francis-Marie). — *De la suture de la vessie et du traitement de la plaie abdominale après la taille hypogastrique.* — 8°, n° 243.

1901. — JARDIN (Henri). — *Contribution à l'étude de l'hystérectomie vaginale pour le prolapsus utérin total.* — 8°, n° 430.

1901. — BRETON. — *Sur les indications et le manuel opératoire de l'hystérectomie supra-vaginale.* — 8°, n° 552.

1902. — MESLIER (Émile). — *Considérations sur l'anesthésie chirurgicale.* — 8°, n° 238, 78 p.

1903. — KREFFER (A.). — *Contribution à l'étude des complications de la gastro-entérostomie et des moyens de les éviter.* — 8°, n° 322, 99 p.

1903. — POUSSIN (Octave). — *De la Gastro-Entérostomie en Y.* — 8°, n° 244, 124 p.

1903. — AUBOUIN (Maurice). — *Contribution à l'étude de la hernie inguino-interstitielle.* — 8°, n° 303, 48 p.

ÉTUDE CHIRURGICALE

SUR LES

Inflammations des organes génitaux internes de la femme

SALPINGITES ET OVARITES

PAR

A. MONPROFIT (d'Angers)
Interne Lauréat des Hôpitaux de Paris
Aide d'anatomie de la Faculté de Paris
Membre de la Société anatomique

Ouvrage couronné par la Faculté de Médecine de Paris (1888)
PARIS, 1888, in-8°, 140 p., *avec figures.*

Ce travail constitue une exposition claire et complète de l'histoire des salpingites et des ovarites, basée sur 16 observations inédites. Il offre avec la thèse de Lavie des documents à consulter et qui échappent à une analyse fortement écourtée. Pour l'auteur, la pelvi-péritonite n'existerait pour ainsi dire pas autrement que comme complication de la salpingo-ovarite et celle-ci ne résulterait que d'une propagation d'une inflammation existant primitivement dans l'utérus, s'étendant par continuité des tissus d'abord à la trompe, puis à l'ovaire, enfin au péritoine. L'auteur, très convaincu de l'urgence qui s'impose au chirurgien d'enlever les annexes de l'utérus malades, décrit dans tous ses détails l'opération qui a été tout d'abord conseillée et pratiquée par Lawson Tait. (*Revue des Sciences médicales*, Paris, 1889, XXXIII, Fasc. I, 136).

INSTITUT DE BIBLIOGRAPHIE

93, Boulevard Saint-Germain, 93

TRAITÉS de MÉDECINE OPÉRATOIRE

PUBLIÉS SOUS LES AUSPICES DES

ARCHIVES PROVINCIALES DE CHIRURGIE

CHIRURGIE

DU

GROS INTESTIN

Étude sur les anastomoses
et les résections intestinales;

UN NOUVEAU

PROCÉDÉ D'EXCLUSION DE L'INTESTIN

PAR

A. MONPROFIT (d'Angers)

Professeur de Clinique chirurgicale à l'École de Médecine,
Chirurgien de l'Hôtel-Dieu d'Angers,
Membre correspondant de la *Société de Chirurgie*,
Lauréat de l'Institut (*Académie des Sciences* : Prix Mège, 1903).

Tiré à part des *Archives Provinciales de Chirurgie*
(1904, Nos 1, 2 et 3)

INSTITUT DE BIBLIOGRAPHIE
93, boulevard Saint-Germain, 93

TRAITÉS de MÉDECINE OPÉRATOIRE

PUBLIÉS SOUS LES AUSPICES DES

ARCHIVES PROVINCIALES DE CHIRURGIE

CHIRURGIE

DES

OVAIRES & DES TROMPES

PAR

A. MONPROFIT (d'Angers)

Chirurgien des hôpitaux,
Professeur de clinique chirurgicale à l'École de Médecine,
Lauréat de l'Institut

Préface de M. le Professeur Félix TERRIER

Un beau volume in-8° de 450 pages avec 260 figures dans le texte

Ouvrage récompensé en 1903, par l'Académie des Sciences (Prix Mège)

PRIX : 15, francs

Cet ouvrage est un traité de médecine opératoire typique, comme ceux qui ont été consacrés par d'autres auteurs, dans la même collection au foie, à l'intestin, à l'utérus. Il comprend la description de toutes les opérations, anciennes et modernes, qui ont été exécutées sur les ovaires et les trompes.

INSTITUT DE BIBLIOGRAPHIE

93, Boulevard Saint-Germain, 93

TRAITÉS de MÉDECINE OPÉRATOIRE

PUBLIÉS SOUS LES AUSPICES DES

ARCHIVES PROVINCIALES DE CHIRURGIE

CHIRURGIE

DU

GROS INTESTIN

Étude sur les anastomoses
et les résections intestinales;

UN NOUVEAU

PROCÉDÉ D'EXCLUSION DE L'INTESTIN

PAR

A. MONPROFIT (d'Angers)

Professeur de Clinique chirurgicale à l'École de Médecine,
Chirurgien de l'Hôtel-Dieu d'Angers,
Membre correspondant de la *Société de Chirurgie*,
Lauréat de l'Institut (*Académie des Sciences* : Prix Mège, 1903).

Tiré à part des *Archives Provinciales de Chirurgie*
(1904. Nos 1, 2 et 3)

INSTITUT DE BIBLIOGRAPHIE
93, boulevard Saint-Germain, 93

TRAITÉS de MÉDECINE OPÉRATOIRE

PUBLIÉS SOUS LES AUSPICES DES

ARCHIVES PROVINCIALES DE CHIRURGIE

CHIRURGIE

DES

OVAIRES & DES TROMPES

PAR

A. MONPROFIT (d'Angers)

Chirurgien des hôpitaux,
Professeur de clinique chirurgicale à l'Ecole de Médecine,
Lauréat de l'Institut

Préface de M. le Professeur Félix TERRIER

Un beau volume in-8ᵉ de 450 pages avec 200 figures dans le texte

Ouvrage récompensé en 1903, par l'Académie des Sciences (Prix Mège)

PRIX : 18 francs

Cet ouvrage est un traité de médecine opératoire typique, comme ceux qui ont été consacrés par d'autres auteurs, dans la même collection au foie, à l'intestin, à l'utérus. Il comprend la description de toutes les opérations, anciennes et modernes, qui ont été exécutées sur les ovaires et les trompes.

Une partie a été surtout développée, en raison de son intérêt pratique et de sa nouveauté : c'est celle qui a trait aux INTERVENTIONS CONSERVATRICES SUR LES ANNEXES. Les lecteurs trouveront là une étude, très complète et très circonstanciée, des opérations récentes qui s'appellent, par exemple : le *massage intra-abdominal de l'ovaire*, dû à l'auteur lui-même ; l'*oophorotomie* ; l'*oophoropexie* ; la *salpingotomie* ; la *salpingostomie* ; la *salpingopexie* ; les *sections diverses des trompes*, etc., etc.

La moitié de ce gros volume, illustré de très nombreuses figures reproduisant les divers temps des principales opérations, est consacrée à cette chirurgie très moderne et qui attire, avec tant de raison, l'attention de tous les médecins désireux de voir les chirurgiens intervenir chez les femmes malades avec le minimum de danger.

Dans la troisième partie, M. le Pr Monprofit a fait l'histoire des interventions, bien connues aujourd'hui, qui s'appellent l'ovariotomie et la salpingo-oophorectomie par les diverses voies d'une façon si complète qu'il sera désormais inutile de chercher ailleurs tous les documents relatifs à ces opérations, qui, il y a quelques années, ont fait tant parler d'elles !

Inutile d'ajouter que ce livre doit être un livre de chevet pour tous les opérateurs, jeunes ou vieux, quel que soit leur expérience clinique de la question. Il faut dire de plus qu'il a été écrit pour permettre aux praticiens de se rendre compte des principales indications opératoires des lésions des annexes : ce qui signifie qu'il s'adresse à tous les médecins qui tiennent à étudier leurs patientes avant de les confier à l'opérateur de leur choix.

INSTITUT DE BIBLIOGRAPHIE

93, Boulevard Saint-Germain, 93

TRAITÉS de MÉDECINE OPÉRATOIRE

PUBLIÉS SOUS LES AUSPICES DES

ARCHIVES PROVINCIALES DE CHIRURGIE

LA
GASTRO - ENTÉROSTOMIE

HISTOIRE GÉNÉRALE, MÉTHODES OPÉRATOIRES

Les 150 premières Opérations de la Clinique chirurgicale d'Angers

PAR

A. MONPROFIT (d'Angers) (1)

Chirurgien des Hôpitaux,
Professeur de clinique chirurgicale à l'École de Médecine.
Lauréat de l'Institut.

Cet ouvrage comprend l'histoire absolument complète jusqu'à fin 1903 de l'opération nouvelle, connue sous le nom de Gastro-entérostomie, qui consiste dans l'abouchement de l'estomac à l'intestin grêle. Cette intervention a eu un tel succès qu'à peine âgée de vingt ans elle a déjà acquis l'une des premières places dans la médecine opératoire moderne, car elle donne des résultats merveilleux dans tous les cas où elle est nettement indiquée.

M. le Pr A. Monprofit, dans ce volume, après en avoir ébauché l'historique année par année, en a donné le manuel opératoire complet, sans omettre aucun procédé. Il a, bien entendu, tout particulièrement insisté sur ceux qu'on emploie journellement et a donné de toutes ces méthodes de très nombreux schémas, qui illustrent très efficacement un texte rédigé avec précision.

Mais ce livre n'est pas seulement une étude didactique sur cette opération ; c'est l'exposé clinique des cas opérés depuis plusieurs années par le chirurgien d'Angers lui-même, cas qui atteignaient le chiffre de 150 dès juillet 1903, époque où fut commencée l'impression. Et on peut dire que c'est là un véritable tour de force opératoire et clinique que d'arriver à un tel total en province, et en
i p de temps !

(1) Ce livre arrive évidemment à son heure. En effet, il permettra à certains chirurgiens de ne pas réinventer à chaque instant de vieux procédés de gastro-anastomose. C'est ainsi que si M. le Dr Albert Vanderveer (d'Albany, N.-Y.). l'avait consulté avant d'écrire l'article récent qu'il vient de publier (*New-York med. Journal*, 2 janvier 1904, p. 5), il n'aurait pas considéré comme originale la méthode qu'il emploie, car celle-ci est calquée sur le *procédé de Gallet*, bien connu en Europe.

C'est dire que M. Monprofit n'a pas écrit une ligne sans avoir pour guide l'une des nombreuses interventions de sa pratique ; et c'est ce qui fait la valeur considérable et unique d'un tel travail, où

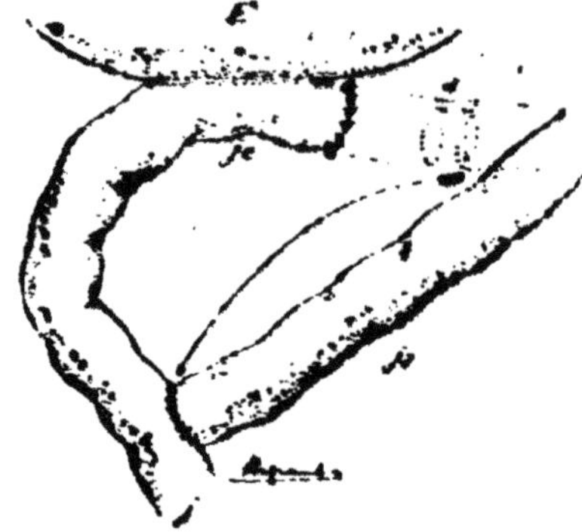

Gastro-entérostomie par abouchement latéral transformée en gastro-entérostomie par implantation simple. — Détails d'exécution du premier *Procédé de Monprofit*. — *Légende* : E, estomac ; jr, jéjunum, branche afférente ; js, branche afférente ; j, jéjunum ; a, point où porte la section de l'anse afférente. — La flèche indique le mouvement imprimé à la branche afférente.

l'originalité apparait à chaque pas. Le lecteur s'en rendra d'ailleurs facilement compte en parcourant les chapitres consacrés aux

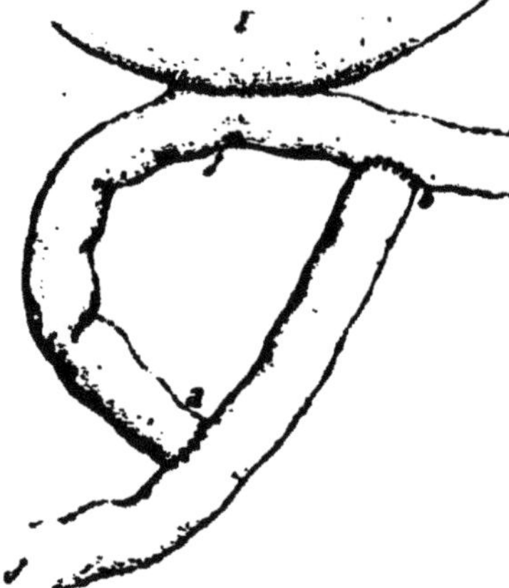

Transformation de la gastro-entérostomie par abouchement latéral en gastro-entérostomie par implantation double (Deuxième Procédé). — Deuxième temps de l'opération. — *Légende* : E, estomac ; j, jéjunum ; b, première implantation en amont de la bouche ; a, implantation en aval.

méthodes opératoires personnelles à l'auteur et aux procédés spéciaux qu'il a imaginés pour de nombreux cas particuliers.

Ajoutons que l'édition a été fort soignée et qu'en somme il s'agit là d'un ouvrage que tout chirurgien digne de ce nom doit avoir dans sa bibliothèque.

N° 1432. — Le Mans. — Imprimerie de l'Institut de Bibliographie de Paris. — 11-1904.

IMPRIMERIE DE L'INSTITUT DE BIBLIOGRAPHIE.

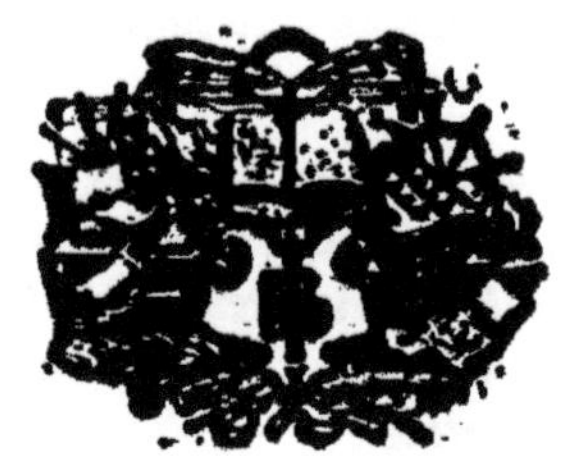

LE MANS (SARTHE)

N° 1439

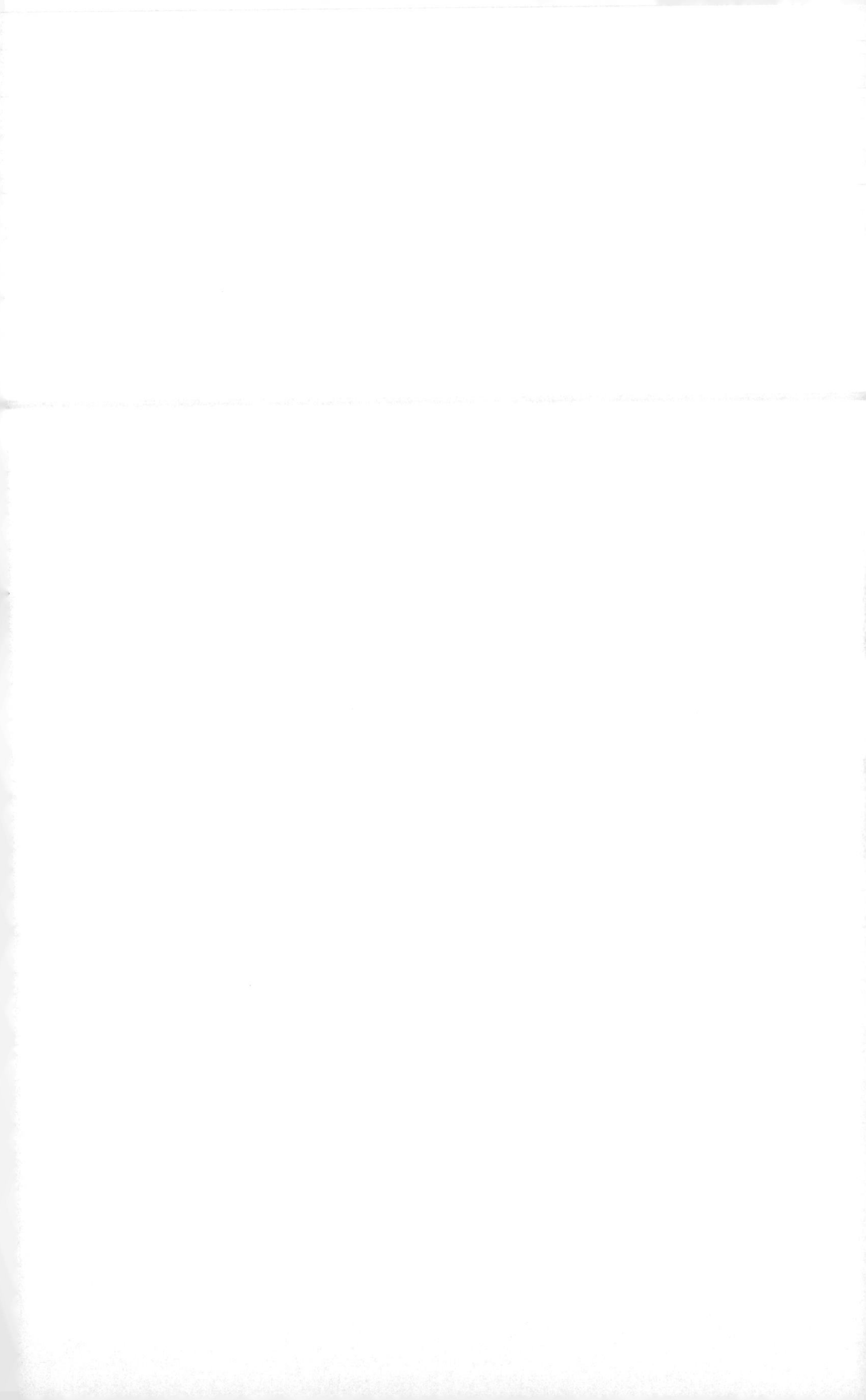